简易古食方护佑全家人丛书

古方中的美颜家常菜

余瀛鳌 陈思燕 编著

中国中医药出版社

·北京·

前言

我国传统在治疗疾病的同时，非常重视饮食的调养作用。做好了日常饮食的功课，一方面可以起到辅助治疗疾病的作用，另一方面可以起到预防疾病发生、发展的作用。这也是我国药膳食疗一直受到大众高度重视的原因。

中医认为"药食同源"，食物与药物同出于大自然，密不可分，只是具有各自的形、色、气、味、质等不同特性，本质上并没有严格区别。

食物一般偏性较轻，作用和缓，适用人群广泛，常服无碍；而药物偏性较重，食后反应强烈，有些甚至有毒性，必须对症，不宜久服。通过单纯的食物或药物，或食物与药物相结合来进行营养保健以及治疗康复，在我国传统中极为普遍。也有不少既可作为食物也可作为药物的材料，称为"药食两用材料"，在食疗中是最为常用的。如在众多的本草、方剂典籍中，枸杞子、山药、羊肉、乌鸡、桂皮、生姜、枣、椒、茴香、扁豆、薏米、甘草、茯苓、酒、醋等材料出现的频率极高。

《寿亲养老新书》中说："水陆之物为饮食者不管千百品，其五气五味冷热补泻之性，亦皆禀于阴阳五行，与药无殊……人若知其食性，调而用之，则倍胜于药也……善治药者不如善治食。"

饮食永远是一个人健康的根基。《素问·五常政大论》中说："谷肉果菜，食养尽之。"《素问·脏气法时论》中说："五谷为养，五果为助，五畜为益，五菜为充，气味合而服之，以补精益气。"

如有一些身体不适，首先要用食疗调理，食疗无效时再用药疗。唐代医圣孙思邈在《备急千金要方》中说："凡欲治疗，先以食疗，既食疗不愈，后乃用药尔。"讲的就是这个"先食后药"的原则。

基于以上的认知，我们编纂了这套图书。它针对五脏保养和常见疾病，借鉴整理了大量中医典籍古方以及流传广泛的民间验方，每方都介绍来源出处、功效、做法、材料特性以及宜忌人群，有据可查，安全可靠。在选方时贴近现代生活，尽量不选用药材繁多、制作不便者。强调古为今用，不刻板地生搬古方，对现代生活中不便操作的部分做了替代和改良，使之更加实用。

本套系列图书以古方为基础，以食疗为手段，以健康为目的，帮助人们在日常生活中加强保养，重新发现日常食物的价值，以最自然的方式，让生命更加和谐、健康、安宁。希望这些古老的智慧和经验，成为生生不息的能量之源，守护一代又一代人的健康！

编者

2020年2月于北京

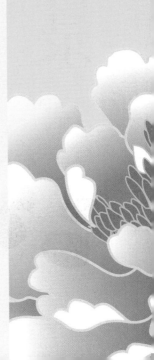

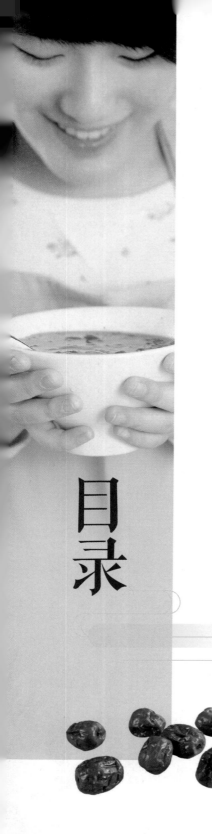

目录

 壹 古方美容，
养出由内而外的美丽

改善不良体质，找到适合自己的美容饮食方。

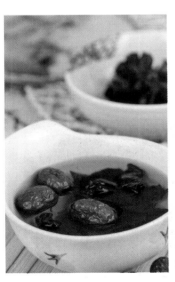
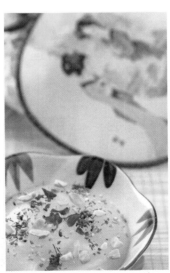
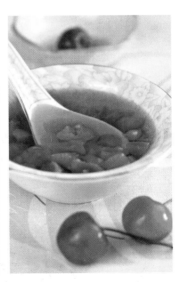

贰 **润肤抗皱，青春长驻不是梦**

用于皮肤干燥、粗糙不润、皱纹多生、松弛下垂。

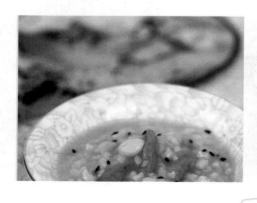

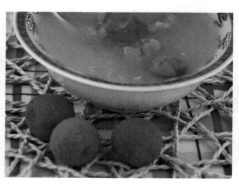

叁 美白祛斑，肤若凝脂白无瑕

用于肤暗沉以及蝴蝶斑、雀斑、老人斑等色素沉着。

肆 去油除痘，洁净清透芙蓉面

用于皮肤油腻不洁、毛孔粗大、痤疮、热毒痈肿。

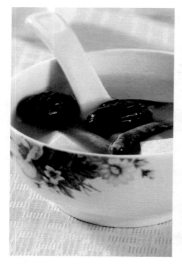 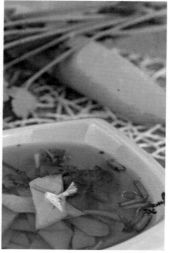 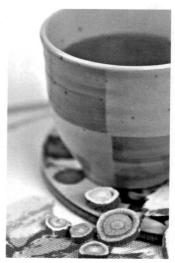

伍 净肤解毒，过敏癣疹快消退

用于皮肤过敏、皮疹、风疹、瘙痒、顽癣等皮肤病。

陆 黑亮秀发，防白防脱有良方

拯救发际线，用于头发干枯毛燥、白发早生及脱发。

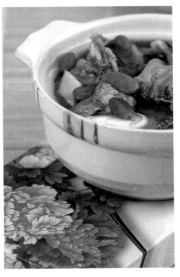

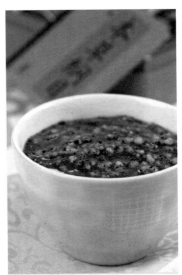

柒 减肥轻身，排毒养颜自然瘦

用于超重、多脂、肥胖、水肿、便秘、腹大腰粗等。

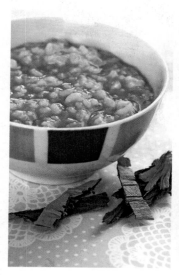

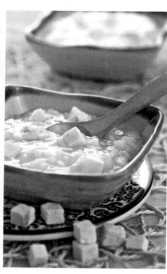

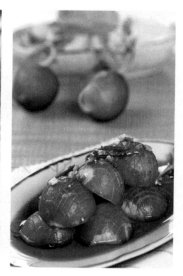

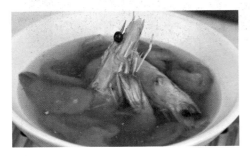
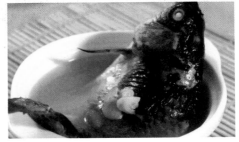

捌 健身美乳，丰盈饱满好身材

用于消瘦干枯、乏力、肌肉不丰满、乳房发育不良。

玖 自制护肤品，让皮肤直接吃饱饱

用于日常皮肤保养，如净肤、保湿、润肤、除皱、消斑。

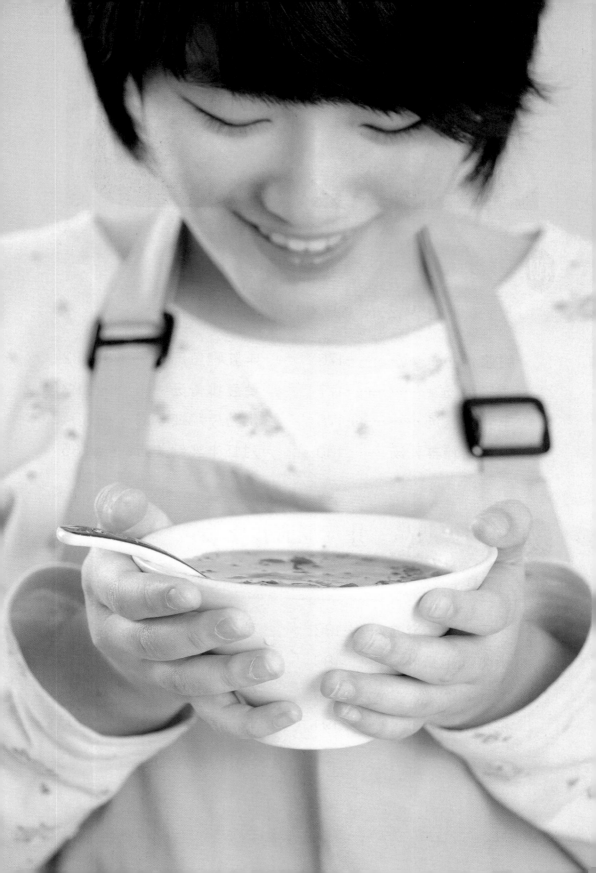

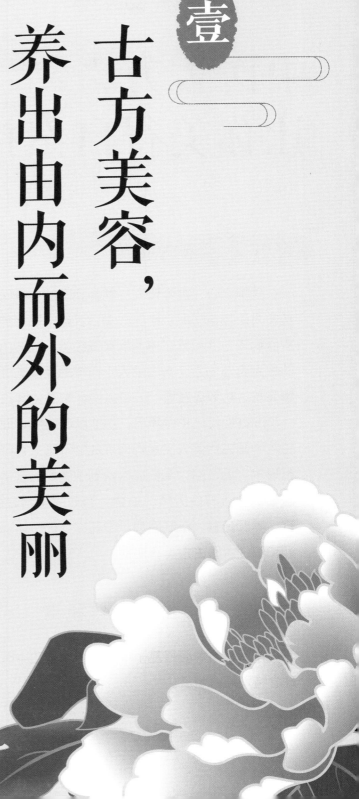

壹

古方美容，养出由内而外的美丽

改善不良体质，找到适合自己的美容饮食方。

中医古方，让你美得自然持久

古方美容备受推崇

爱美之心，古今皆同。翻翻我国的传统医书和养生古籍，上面记载的美容方法丰富详尽。中医在美容养颜、防老抗衰、润肤祛斑、乌发及防治皮肤病等方面积累了丰富的实践经验，强调内服外养，综合调理。从民间验方到宫廷秘方，历经前人千百年的反复验证，反复筛选，不断改进，日臻完善，功效毋庸置疑。可以说，中医美容古方是不可忽视的宝库。

没有现代化妆保养品，那些肤若凝脂、面若桃花、秀发如云、香气如兰的中国古代美人又是如何炼成的？国人在经历了盲目崇拜西方化妆品、整形术之后，回过头更加认识到中医药的宝贵，越来越多地回归传统的中医智慧，去寻找天然、安全、有效的美容之道。在网络上火爆的古方美容、养颜套餐、自制面膜、中药口红等，体现出各年龄层的人们都非常欢迎和信任中医古方美容。

四大理念，强调自然和谐

中医古方养颜是基于中国传统思维和中医理论派生出来的，它的四大理念特别值得赞赏。

和谐取代对抗

人的衰老是自然规律，养颜不应违背和对抗自然规律，追求不切实际的"永远25岁"，而应顺应生命规律，调整身心，让人体五脏调和，达到良性循环，从而展现出各个年龄最理想的状态，散发出健康、自然、真实、持久的美丽。

治本取代治标，内养重于外用

人体有强大的自我修复能力，且内在健康都会反映在外表上，只要身体内在的失调状况得以改善，外表的修复就只是时间问题。所以，内养是治本，外养只是治标，养颜看似养的是表皮，但实际上，内在调理、固本培元，比单纯的保养皮肤更重要，也更见效。

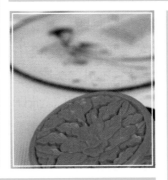

天然取代人工

中医崇尚自然，养颜也往往通过日常食物及药食两用材料来达到调养目的，内服外用，都更天然、更安全。比起昂贵且化学成分复杂的护肤品、化妆品，效果一点儿都不差，还避免了铅、汞等重金属中毒的风险以及激素对身体的影响。

回归取代改造

这也体现出东西方文化的差异，中国人认为人本来是美的，如同人性本善，养颜只是帮助你找回和保持原本应有的美丽。而现代西式养颜多以改造为主，如整形手术，使用激素、合成药物等，这些方法也许见效快，却破坏了人体原有的平衡，甚至失去本来面貌，为健康留下巨大隐患。

古方寻踪，
历代医书中的美颜经

《神农本草经》

《神农本草经》成书于东汉时期，为我国现存最早的中药学专著。书中共列药物365种，其中，明确记载有美容作用的药物就有几十种。如"冬瓜子令人悦泽，好颜色益气不饥，久服轻身耐老""白芷长肌肤，润泽颜色，可作面脂""白僵蚕能灭黑黯（qián，浅黄黑色），令人面色好"。此外，书中还记载了生姜、葱白、大枣及芝麻等20多种食物的美容作用。

《黄帝内经》

《黄帝内经》成书于东汉时期，是我国最早的医学经典著作，对先秦时期的美容理论、经验、方法做了全面的总结，明确提出了经络与美容的关系，指出："十二经脉，三百六十五络，其血气皆上行于面，而走空窍。"书中阐述了面部色泽与经络中的气血相关，认为脏腑功能旺盛，气血津液正常，是人体美容的基础。书中说明，人体的阴阳失衡、脏腑虚损、情志刺激、生活环境不良以及饮食、劳逸不当，都是影响人体美容的因素，这也为日后中医传统养颜打下了理论基础。书中还记载了许多皮肤问题的防治，如痤、面衰、颜黑、面尘、眉堕、毛折、皮皱、爪枯等。

《备急千金要方》

《备急千金要方》又称《千金方》，为唐代医圣孙思邈所著。其中辟有"面病""妇人面药""生发黑发"等专章，记录了200多种美容方药，并指出五脏与美容的关系："肝合筋，其荣爪，心合脉，其荣色，脾合肉，其荣唇，肺合皮，其荣毛，肾合骨，其荣发。"书中强调"精、气、神"："精以食气，气养精以荣色；形以食味，味养形以生力"，说明美容与人体内脏功能、气血津液的盛衰密切相关。书中还指出，情志不佳，"悲伤不乐"，则"奇色黧黑"。

《圣济总录》

《圣济总录》为宋代中医著作，由历代医籍、民间验方等汇编而成。其中记载了许多药膳美容方，如明目的"莲子粥"，悦色丰肌的"大枣粥"等。书中强调"驻颜美容，当以益气血为先，倘不如此，徒区区乎膏面染髭之术！这"说明美颜应以气血为根本，不应只注重涂脂抹粉。

《普济方》

《普济方》为明代朱橚等编纂。其中，对历代美容方有全面汇总，对美容化妆药材的收录记载规模空前。

《本草纲目》

《本草纲目》为明代李时珍所著，集中医药先贤之大成。其中记载了大量"悦泽肌肤""驻色延年"的中药材，以及这些材料内服、外用之法，力倡容颜从脏腑理论，并主张以价廉易取之食物纠脏腑之偏以达到美容目的，是食疗养颜的积极推动者。

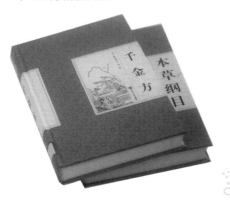

遵循生命规律，
让衰老来得慢一点

女七男八的生命规律

"女七男八"是中医关于男女生长周期的一种说法，这种观点最早出现在《黄帝内经》中。即女性的成长周期是7，每7年体现出一个大变化；而男性的成长周期是8，每8年体现出一个大变化。

女子七岁，肾气盛，齿更发长；（7岁，更换乳牙）

二七，天癸至，任脉通，太冲脉盛，月事以时下，故有子；（14岁，月经来潮）

三七，肾气平均，故真牙生而长极；（21岁，长出智齿，发育基本完成）

四七，筋骨坚，发长极，身体盛壮；（28岁，身体黄金时期，为生育最佳年龄）

五七，阳明脉衰，面始焦，发始堕；（35岁，开始衰老）

六七，三阳脉衰于上，面皆焦，发始白；（42岁，明显衰老）

七七，任脉虚，太冲脉衰少，天癸竭，地道不通，故形坏而无子也。（49岁，逐渐绝经，失去生育能力）

丈夫八岁，肾气实，发长齿更；（8岁，更换乳牙）

二八，肾气盛，天癸至，精气溢泻，阴阳和，故能有子；（16岁，性功能发育）

三八，肾气平均，筋骨劲强，故真牙生而长极；（24岁，身体强壮，发育基本完成）

四八，筋骨隆盛，肌肉满壮，（32岁，身体状态达到顶峰）

五八，肾气衰，发堕齿槁；（40岁，开始衰老）

六八，阳气衰竭于上，面焦，发鬓颁白；（48岁，明显衰老）

七八，肝气衰，筋不能动，天癸竭，精少，肾脏衰，形体皆极；（56岁，生殖能力下降）

八八，则齿发去。（64岁，肾气衰弱，加速衰老）

了解保养时间点

从这个生命周期可以看出，女人比男人成熟早，也老得快。女性在28岁时生理上达到最佳状态，身体最健康；28岁以后开始走下坡路，到了35岁，皮肤皱纹、面色憔悴、脱发等衰老迹象开始表现出来，42岁之后则更加明显。所以，从28岁开始，女性就应该注意自身保养。42岁以后，女性更应加强内外调养，以延缓衰老进程。49岁更年期阶段尤其要做好抗衰老工作，为老年健康打下坚实基础。

男性比女性成熟晚，也衰老得慢一些。一般32岁身体状态达到顶峰，之后开始走下坡路，所以，要想保养好，就从32岁开始。40岁、48岁的中年时期非常关键，好好保养可以让身体机能保持更好的状态。56岁之后，虽然身体机能逐渐下降，但养好肾气，也可以让衰老来得慢一点。

不同阶段，
不同的养护重点

青少年成长期

青少年时期生长速度快，骨骼、肌肉逐渐强壮起来。随着性成熟，体内性激素水平急剧增长，第二性征发育，身体出现明显的性别差异。

这一时期最常见的美容问题是痤疮，也叫青春痘、粉刺，男女都比较普遍。这主要是激素水平失调、心肝火旺等原因引起的。因此，此阶段的养护重点应是防治痤疮，一般以清热解毒、平肝降火为主，祛除体内的湿热毒火，才能保持肌肤清爽不油腻。对于女性来说，此阶段还容易发胖，也与激素水平变化有关。一方面应通过调节饮食、运动来控制体重，另一方面，也要加强营养，健身丰乳，保证身体发育。

青少年宜多吃牛奶、莲藕、核桃、薏苡仁、绿豆、玉米、海带、鱼肉、菠菜、猪肝等食物以调养肝血，滋阴清热，净化肌肤，保证营养。

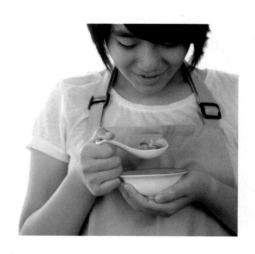

中青年成熟期

中青年男女身心均处于成熟、旺盛的时期，生殖系统也最为活跃。女性在28岁左右身体状态达到最高峰，是孕产的最佳年龄，此后开始逐步下降。此阶段的女性要重点调理好月经以备孕育。孕产前后也要加强气血调养，否则容易出现面色萎黄、色斑加重、产后虚胖、神疲乏力等问题，看上去老十岁。

男性在32岁左右最为壮盛，之后精力、体力都会开始下降。由于此时正是事业、生活压力较大的时期，不少人早早就出现了白发、脱发、精力不济、腹部肥胖等现象。因此，此时的养护重点是缓解疲劳，养护精力，让身心维持最佳状态。

中青年男女宜多吃大枣、山楂、菠菜、苹果、樱桃、枸杞子、桂圆、花生、红豆、银耳、丝瓜等食物以补益气血，活血化瘀，润肤祛斑，养发防脱，既能避免容颜早衰，又能促进五脏调和，预防慢性病提前"报道"。

中老年衰退期

女性49岁、男性56岁之后，都进入了衰退期，衰老开始加速了。尤其是女性，月经逐渐停止，体内雌激素水平陡降，衰老迹象格外明显，皮肤皱纹、色斑、松弛下垂、眼袋等问题日渐严重，肤色多会暗沉萎黄，发枯、白发、脱发增多，同时肌肉松软、体形"走样"。

衰老是不可避免的，但这一时期如能坚持保养的话，完全可以做到让衰老的速度减慢。调养重点应为益气补血，养肾滋阴，疏肝解郁，养心安神。

中老年人宜多吃山药、银耳、牛奶、鸡蛋、蜂蜜、枸杞子、大枣、核桃、红豆、黑芝麻、栗子等食物，能有效润泽肌肤毛发，淡化皱纹，红润气色，让人显得年轻、有精神，对改善身体虚弱、预防疾病、延缓衰老、延年益寿有很大帮助。

不同体质，
不同的美容困扰

　　不同体质者有不同的身体特点，使其在外表上表现出不同的美容问题。如虚者多皱、湿者多痈、瘀者多斑等。如果不彻底改善体质，单靠涂抹化妆品，很难达到根治效果。所以，美颜要根据自己的体质类型，找到改善体质的方法，由内而外地全面调养，才能达到"治本"的美容效果。

虚寒体质

　　阳气不足，多形寒肢冷，喜热食，怕冷食，易出虚汗，形体白胖，肌肉松软，精神不振，容易腹泻，小便清长，易患痰饮、肿胀、泄泻及各类寒证。在美容方面容易出现皮肤松弛多皱、面色苍白或气色不佳、头发早脱、体形肥胖等问题。如能多吃温热助阳、益气补虚的食物，如羊肉、虾、栗子、莲子、山药、胡萝卜等，可有所改善。

燥热体质

　　燥热多为体内津液精血等阴液亏少所致的阴虚内热。表现为手足心热，口渴咽干，喜冷食，大便干燥，尿少尿黄，舌红少苔，体热面红，眼鼻干涩。在美容方面容易出现皮肤干燥多皱、粗糙不润，面色暗沉无光，发枯早白等问题。如能多吃莲藕、梨、荸荠、百合、鱼肉等甘寒凉润、补水清火的食物，多补汤水，可有所改善。

湿热体质

　　湿热内蕴者多身重困倦，口苦口干，舌苔黄腻，心烦目赤，大便燥结或黏滞，小便短赤，易患疮痛、黄疸等症。在美容方面往往皮肤油腻不洁，易生痤疮、疖肿、癣疹及各类皮肤病。宜多吃化湿利尿、清热解毒的食物，如绿豆、薏苡仁、红豆、冬瓜、苦瓜、丝瓜、鸭肉等，可有所改善。

血瘀体质

　　血瘀者体内血运不畅，有阻滞现象，易患各种部位的疼痛，女性常痛经或月经不调。在美容方面多面色晦暗，皮肤偏暗或色素沉着，色斑多生，口唇暗紫，舌暗有瘀斑，眼眶暗黑，鼻部暗滞，发易脱落，肌肤干燥或甲错。在饮食中应以活血化瘀为原则，多吃山楂、红糖、莲藕、黑木耳、醪糟等食物，可起到改善体质的作用。

气郁体质

　　气郁多是由于长期情志不畅、气机郁滞而形成的。久郁不仅易化火生热，还易致血瘀，出现胸胁胀闷、心悸失眠、脾胃不和、抑郁不舒等问题。在美容方面多有面色暗沉、多皱、多斑、脱发等早衰迹象。可多吃些理气解郁的食物，如白萝卜、洋葱、柑橘、山楂、陈皮、薄荷等，对疏解郁气有益。

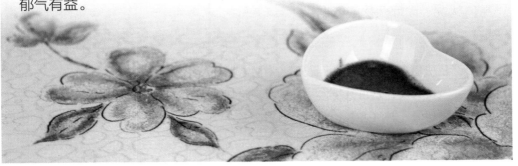

五脏调和，
美容的治本之道

五脏调和是指人体的心、肝、肺、肾、脾五脏处于一种平衡状态，这是人体维持健康、气血通畅的保证。只有体内五脏调和，才能肌肤润泽，身材匀称，神采奕奕，由内而外地散发出光彩。反之，任何一脏或多脏之间的气血不调，都会打乱全身的平衡状态，不仅容貌受影响，还会给病邪以可乘之机。因此，美容的治本之道就是加强五脏的气血调养。

"五脏外华"说

华即光彩。中医认为，体内五脏与体表的面、毛、唇、爪、发相关，其外在所表现出的色泽光彩，可以反映五脏气血的盛衰。色泽为脏腑气血之外荣：光明显于外，润泽隐于内，光明润泽为色之常，在望色中即为色之有神气。因此，外表容颜光彩与否，不仅与美丽有关，也常常作为判断身体状况、诊疗疾病的依据。

> "精明色者，气之华也。"（《素问·脉要精微论》）
>
> "气由脏发，色由气华。"（《四诊抉微》）
>
> "光明者，神气之著；润泽者，精血之充。"（《望诊遵经》）

心其华在**面**，
肺其华在**毛**，
肝其华在**爪**，
脾其华在**唇**，
肾其华在**发**。

"心之合脉也，其荣色也，其主肾也；肺之合皮也，其荣毛也，其主心也；肝之合筋也，其荣爪也，其主肺也；脾之合肉也，其荣唇也，其主肝也；肾之合骨也，其荣发也，其主脾也。"（《素问·五脏生成》）

"心者……其华在面，其充在血脉……肺者……其华在毛，其充在皮……肾者……其华在发，其充在骨……肝者……其华在爪，其充在筋……脾胃……其华在唇，其充在肌……（《素问·六节藏象论》）。

肾好容颜不老

肾为"先天之本"，生命之源，主管着人体的生长发育、生殖以及衰老、死亡的全过程。肾气充足时，人体生命力旺盛，有精气神，活力十足，容光焕发；而肾气虚衰时，往往皱纹满面、容颜憔悴早衰。肾主水，具有主持和调节人体津液代谢的作用。肾气不足，容易造成水肿及面部黑眼圈、眼袋、暗斑等问题。肾"其华在发"，肾与头发的枯荣有直接关系，头发枯黄、白发早生及脱发等问题都不同程度地与肾气失调有关。

衰老从肾开始，想要容颜不老、青春永驻、少皱纹、少脱发，首先要养好肾。日常饮食中多吃山药、枸杞子、黑芝麻、核桃仁、莲子、栗子等食物，都能起到补肾抗衰的作用。

肝好光彩照人

肝藏血，有储藏血液和调节血量的功能。肝血不足，面部皮肤缺少血液滋养，则面色无华，暗淡无光，早衰多皱。肝主疏泄，可保持全身气机畅通，气血调和，若疏泄功能不佳，就会气机不调，血行不畅，瘀滞于面部，则面色暗黑铁青，或出现痤疮、瘀斑。肝为解毒器官，若解毒功能下降，则人体易患癣疹疮痈等皮肤病。肝开窍于目，其华在爪，肝血充足，眼睛神采奕奕，指甲坚韧明亮，红润光泽；肝血不足，则眼神疲惫，指甲干枯、变形脆裂。

"肝好才漂亮"，养护好肝脏是美颜的重要环节，尤其对改善不良气色、美白祛斑、防治皮肤病有重要作用。在饮食上，多吃菠菜、柑橘、胡萝卜、豌豆、绿豆等，对养肝补血、疏肝解郁、清肝解毒有益。

肺好皮毛润泽

肺主皮毛，在体合皮，其华在毛。肺主毛孔的开合，因此，皮肤的好坏与肺息息相关。皮毛为一身之表，也是人体抵抗外邪的屏障。肺气充足，则皮肤、毛发润泽光亮，毛孔开合正常，外邪也不易通过皮毛入侵人体。肺通过调节汗液、呼吸等起到排毒作用，能减少毒素积存，从而使肌肤洁净美白、柔润光泽。若肺气虚弱，易出现皮肤干燥无光、面色苍白憔悴、头发枯槁早白等状况，且癣疹等各类皮肤病多发。

肺弱的女性多形体消瘦，皮肤干枯不润，娇弱易生病。只有养护好肺，才能使肌肤水润光泽，并提高免疫力。日常饮食中可以多吃些梨、牛奶、银耳、莲藕、百合、山药、萝卜、杏仁、白果、核桃仁、甘蔗、豆腐、蜂蜜、燕窝等，对补肺气、润肺燥、清肺火均有益。

脾好肌肉丰满

脾为"后天之本"，气血生化之源。脾主运化，可将饮食摄入的各种营养物质化生为精、气、血、津液等以维持人体正常的生理活动。脾主统血，主四肢和肌肉，开窍于口。脾气健运，气血充足，则面色和口唇红润，皮肤有弹性，四肢灵活健壮，肌肉丰满紧实；脾气不足，容易出现面色苍白萎黄、口唇色淡、皮肤松弛多皱、肌肉消瘦或虚胖水肿、大便稀软、泄泻、四肢倦怠无力等。

脾对形体胖瘦也有很大影响。脾虚导致营养吸收不佳，则瘦弱，脾虚导致代谢废物排泄不佳，则肥胖。因此，健脾不仅能养颜，还是维持健康体形的保证。日常饮食中可多吃大枣、山药、糯米、小米、莲藕、豆腐、牛肉、鸡肉、猪肚、莲子、牛奶等食物，对健脾非常有益。

心好神形俱佳

心为"君主之官"，神之居，血之主，脉之宗，主宰生命。心主血脉及神志，藏神，在液为汗，其华在面，开窍于舌。心气充足，血液运行通畅，才能面色口唇红润、神志清晰、思维敏捷。心的气血不足、心血瘀阻，则会出现虚汗多、面色苍白无华或青紫、口舌生疮、胸闷、失眠等状况。心血过旺，则易引起心悸、烦躁不安、面色通红。

人体是神形一体的，养心就是养神，神如能安宁祥和，形自然温润如玉，所以说，养心是养颜的核心。日常食物中，大枣、龙眼肉、樱桃、葡萄、猪肝等可养心血，安心神，适合血虚者；山楂可活血化瘀，软化心血管，适合心血瘀阻者；红豆、西瓜、番茄、莲子心等可清心火，适合心火过旺、口舌生疮者。

美容的物质基础

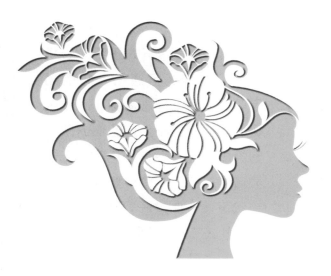

中医认为，精、气、血、津液等精微物质是构成人体和维持人体生命活动的基本物质。这些物质既是脏腑经络及组织器官生理活动的产物，又是其生理活动的物质基础，对身体骨、肉、皮、筋、血脉、脏腑等产生极大的作用及影响，也是美容的物质基础。

气为阳，是人之根本

气是人体内活力很强、运行不息、无形可见的极细微物质，既是人体的重要组成部分，又是机体生命活动的动力。气有推动、温煦等作用，运行不息，推动和调控着人体内的新陈代谢，维系生命。气的运动停止，则意味着生命的终止。可以说，人体生命的维持有赖于气。

气属阳，也称为阳气。阳气宜动，最怕气不足或郁滞，否则人体会发生气虚、气郁、气滞、气逆、气陷等状况。在美容方面易出现面色憔悴萎黄、皮肤肌肉松弛下垂、眼袋、精神疲惫、形体瘦弱或虚胖浮肿等问题，人看上去没有活力，精神状态不佳。

精、血、津液为阴，是物质基础

精，泛指人体内一切有形、多为液态的精微物质。血，是红色的液态物质。津液，是人体内的正常水液的总称，包括体液、分泌物、尿、汗、泪等血液之外的水液。精血同源，津血同源，精、津液化而为血，血涵蕴精与津液。所以，精、血、津液也常统称为"血"。

精、血、津液等有形物质为人体的物质基础，内至五脏六腑，外达皮肉筋骨，对人体各脏腑、经络的生理活动起到营养和濡润作用，对美容也有直接影响。此类物质不足，易发生血虚、阴虚、津液干枯，表现为肌肤干皱、面色苍白或萎黄、发枯目干、容颜衰老，而代谢废物不能及时排出，又易发生瘀滞，造成面色暗沉、瘀斑、疮疹、痈疖、水肿等问题。

与气相比，精、血、津液均为有形物质，属阴。阴主静，宜宁谧、秘藏而不宜妄泄。所以，阴液宜养护，补益充足，代谢废物也要及时排除，以免久滞必瘀，引发疾病。

美容最重气血

气血是相互化生、相互依存的。"气非血不和，血非气不运""血为气之母，气为血之帅"，保持其阴阳平衡是关键。

"人之生，以气血为本"。人体无论从健康角度还是专重美容，均应以"气血为要"。气与血任何一方的长期亏损，都将导致另一方的亏虚。所以，气血往往同亏，而在补益时也常常需要同补。"有形之血不能自生，生于无形之气"，所以补血时常要同时补气，"气血双补"才能见效。

汤汤水水，美容的调养手段

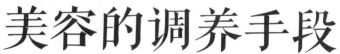

汤水养颜最有效

营养好吸收

汤水在制作过程中，食材经过了水的长时间浸泡，并通过高温熬煮，其中的营养及有效物质充分释放出来，融在汁液中，有利于人体吸收，能更好地发挥疗效。

补充水分

汤水在保证人体营养的同时，也补足了水分，使营养物质得以更好地溶解和传输，五脏及皮肤毛发得以滋养，更水润光泽。

随意加减

食材种类和量可根据自身口味和身体状况随意变化、加减，制作方便简单。

调和脾胃

汤水使食物软烂易消化，减轻了肠胃负担，有养护、调和脾胃的作用。脾胃功能好，营养吸收及代谢正常，自然气血旺盛，容光焕发。

保持原味

家庭制作汤水时的调味相对简单，以保持原味为主，避免了油腻厚味对人体的不良影响。

适应面广

汤水口感软烂，营养丰富，口味多样，适合各类人群，即便牙齿不全的老年人或消化功能不佳者也适合食用。

这些汤水不可少

俗话说"喝药不如喝汤，治病不如防病"，对于美容来说也是如此。美容效果好的汤水有以下几类。

茶

清热降火，补水润燥，便于添加各种保健材料。

果汁

滋阴润燥，补水美肤，补充多种维生素。

牛奶及乳制品

滋阴润肤，补钙壮骨。

豆浆

润肤美容，调理内分泌。

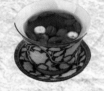
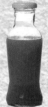
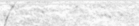

粥

养护脾胃，软烂易消化，且便于添加各种食材，为"第一养人之物"，宜作主食。

汤

可荤可素，长时间熬煮使营养更丰富，且更易被人体吸收，吃肉喝汤，补水润颜效果好。

羹

比汤浓稠，比菜软烂，为半流质食物，易于消化吸收，各年龄均宜，可作零食或加餐。

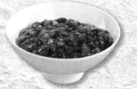
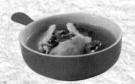
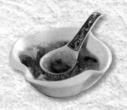

内服外养，
日常食材最好用

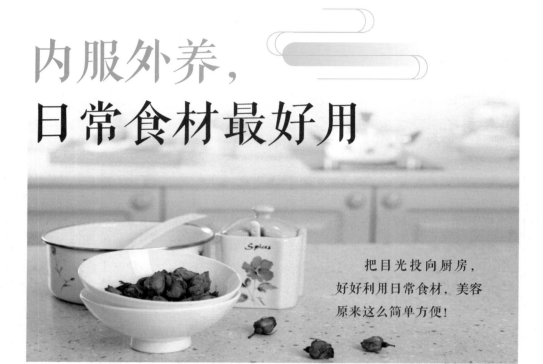

把目光投向厨房，好好利用日常食材，美容原来这么简单方便！

饮食调理补于内

　　人体气血的充盈、调和与饮食有很大关系。唐代孙思邈在《备急千金要方》"食治"专篇中，强调以食治病，认为"夫为医者，当须先洞晓病源，知其所犯，以食制之，食疗不愈，然后命药"。"安身之本，必资于食"，都说明饮食应优先于医药，是调养的根本，可见其重要性。

　　中医认为，"食药同源"，二者有着密不可分的关系。从美容方面看，在众多本草、方剂典籍中，不难发现食药同用的例证，如将乌鸡、羊肉、驴皮、猪肤、葱、姜、枣等用于补益阴阳气血或调补胃气，达到美容目的。而在大量古代食谱、菜谱中也不难发现药食两用材料的踪迹，如枸杞子、山药、黄芪、茯苓、豆蔻、桂皮之类，既是日常药材或调料，也是美容食谱的常用材料。

饮食调理是我国传统养生的一大特色。与药物治疗比起来，它过程长、作用缓、用量大、无毒副作用、口味更容易被接受，是预防疾病及治疗轻症的首选方法。美容正是一个预防老化的长期过程，尤其适合长期的饮食调养。

涂抹肌肤养于外

不少食材不仅可以内服，外用也非常见效，使用效率极高，而且内外兼顾，标本兼治，疗效会更好。

如猪蹄汤，直接食用可补益气血、光泽肌肤，外用涂抹于肌肤，可以缓解干燥皱纹。又如金银花煮水，长痤疮的人可以适当饮用，另一部分涂在脸上，消炎、消肿效果好。再如将茯苓磨成粉，加上牛奶可以做成外用的面膜，调入蜂蜜可以做成美容膏服用，冲水泡饮又是消斑的良药。

像这样既可以内服、也可以外养的材料和方法在古方中也十分多见，可根据自身情况，内外兼用，充分发挥多种功效，省力省心又省钱。

用好日常食材

普通的食物虽然没有药材的功效那么明显，但因其方便易得、制作方法家常简单，长期食用也有不错的美容作用。尤其是一些药食两用材料，如山药、山楂、大枣、枸杞子、黑芝麻、玫瑰花等，美容效果显著。还有一些厨房中的调味料，如醋、葱、姜、盐等，也是美容的常用材料。

除了这些材料，厨余废料也别浪费。煮粥剩下的米汤、鸡蛋壳内的蛋清、喝剩的茶叶等，也都有不同的美容用途。

古方常用的
美容食材

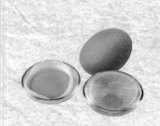

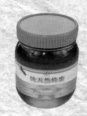

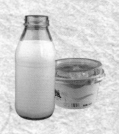

鸡蛋

营养丰富，抗衰润肤。蛋清可以起到清洁肌肤、收敛毛孔、控油、消斑的作用；而蛋黄富含胶原蛋白和脂肪，可以抚平皱纹，深层滋养肌肤、毛发。内食外用，适合身体瘦弱、肌肤粗糙干燥、无光泽、多皱、发枯早白者。

蜂蜜

"蜂蜜常服，面如花红"，蜂蜜可以使肌肤光滑柔嫩，皱纹减轻，毛发润泽，并能防治烫伤、冻伤、溃疡等皮肤及黏膜损伤，提高皮肤的修复及免疫能力。蜂蜜自身有良好的美容作用，也常作为调和品，内食外用皆宜。适合皮肤干燥、老化、损伤者。

牛奶及乳制品

滋阴润燥，可强壮骨骼，补充体力，改善贫血，嫩白肌肤，是传统的美容品。除了直接饮用，也可外用于肌肤，或与其他材料调和成面膜。贫血、肌肤粗糙、肤色暗黑、毛发干枯以及缺钙、体虚者宜多饮。酸奶、奶酪等乳制品功效类似。

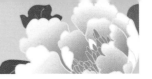

大枣

补气养血，抗老防衰，健脾养胃，安眠。常食可使面色红润、气血充盈、青春常驻。适合身体虚弱、气色不佳、早衰、食欲不振者。湿盛中满者不宜多吃。

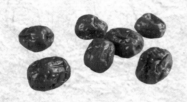

龙眼（桂圆）肉

养心补血，改善气色，安神益智，益中补气。适合气血虚弱、体质虚寒、面色不佳、失眠者食用，产后及更年期女性尤宜。鲜品、干品均宜。虚热上火、风寒感冒、痰黄黏稠、痰中带血者不宜多吃。

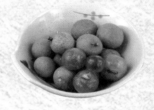

核桃

滋养肌肤，黑亮头发，延缓衰老，健脑益智，润肠通便。适合身体瘦弱、营养不良、皱纹较多、白发早生、便秘者及中老年人。腹泻、阴虚火旺者不宜多食。

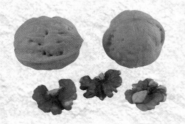

花生

补血养颜，延缓衰老，健脑益智，通乳丰乳，强壮身体。适合面黄肌瘦、早衰易老、贫血、术后及产后身体虚弱者常食。

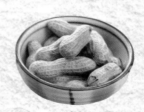

黑芝麻

润泽发质，抚平干枯毛糙，黑亮秀发，牢固发根，使之不易脱落，还能滋润肌肤。适合白发、脱发、发质枯黄、皱纹较多、肌肤干燥粗糙者。易腹泻及肥胖者不宜多食。

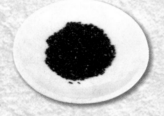

山药

补虚益气，润泽美白肌肤，抗衰老，除斑消皱，止泄泻。适合肌肤干燥、多皱、早衰、肌肉松弛下垂、大便溏泄的气虚者，还能增强体质，提高免疫力。腹胀、便秘者不宜多食。

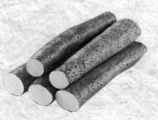

枸杞子

补肝益肾，改善面色，益精明目，健脑安神，是抗衰老的良药。适合免疫力低下、神疲乏力、白发、视力衰退、健忘、早衰者，尤宜中年男女常食。

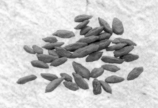

黑木耳、白木耳（银耳）

滋阴润燥，抗皱美白，消除色斑，净肠通便，健身减肥。适合肌肤粗糙、多皱、色斑、肤色不佳、大便不畅、月经不调者，阴虚火旺者更宜食用。

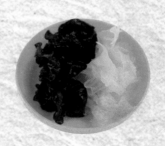

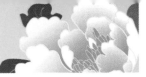

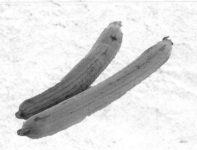

丝瓜

有"美容瓜"之称，可美白、柔嫩肌肤，消除色斑，淡化皱纹，延缓肌肤衰老，还有调经通乳的作用。特别适合女性，尤其是肌肤粗糙、毛孔粗大者。脾胃虚弱、容易腹泻者少食。

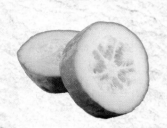

冬瓜

保湿美白，减肥，清热祛暑，利尿消肿。适合水肿、肥胖、肌肤粗糙干燥或油腻者，对水肿型肥胖、痤疮、湿疹等有良效。身体瘦弱及胃寒体虚者少食，肾病患者不可食用过量。

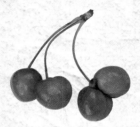

樱桃

补血排毒，养颜抗衰，红润气色，祛皱除斑。适合气血亏虚、缺铁性贫血、面色青黑或苍白、面有瘀斑、唇色暗沉者。阴虚火旺、患有热性病及虚热咳嗽者慎食。

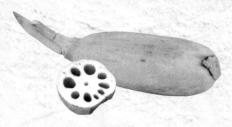

莲藕

莲藕生用可清热，凉血，散瘀，用于热病烦渴及出血证；熟用则健脾开胃，益血生肌。适合内热烦渴、皮肤干燥粗糙、面黄肌瘦、脾胃不和、营养不良者。

薏苡仁（薏米）

清热，利湿，排脓，使肌肤光泽细腻、白皙洁净，并能消除色斑，防治痤疮疖肿、扁平疣，美白和提亮肤色。肌肤粗糙、肤色暗沉、早衰者以及面部油浊不洁、易生痤疮、湿疹者宜常食。便秘、尿频者不宜多食，孕早期不宜食用，有滑胎危险。

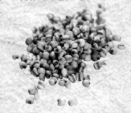

黑大豆

黑色食品的代表，可补肾乌发，养颜排毒，润泽肌肤，清理肠道，利水消肿。适合水肿、便秘、白发、早衰、肥胖、糖尿病、心血管疾病患者，女性尤宜。肾功能不佳、容易胀气、腹泻者少食。

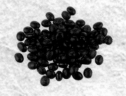

赤小豆

清热解毒，利尿消肿，美肤润颜，活血解毒，改善气色，延缓衰老。适合面色苍白不华、肌肤早衰及水肿者。古书说它"久食瘦人"，是减肥瘦身的好材料。肾功能不佳、尿频者不宜多食。

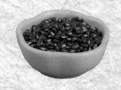

豆腐及豆制品

豆腐及豆浆、豆泡、豆皮等豆制品由大豆制成，既有大豆的保健功效，又避免了豆类易胀气的缺点，营养丰富且更容易被人体消化吸收，是传统的美容抗衰品。豆腐中所含的大豆异黄酮是一种类雌激素物质，能调节人体内分泌，补充雌激素，令肌肤嫩滑，月经顺畅。

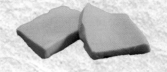

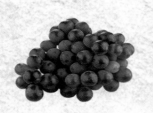

葡萄

补血润燥，美肤养颜，抚平皱纹，抗紫外线，抗衰老。适合皮肤粗糙、干燥、早衰、营养不良、肤色苍白或萎黄、面部多斑、容易过敏、形体瘦弱者。糖尿病患者不宜多吃。

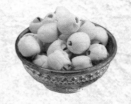

莲子

健脾胃，养肌肤，固肠道，止泄泻，抗衰老。适合营养不良、体质虚弱、容颜早衰、肌肤失养、腹泻便溏、体瘦乏力、带下、尿频者食用。腹胀、积滞、便秘者不宜多吃。

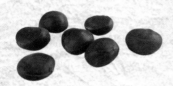

栗子

补益肾气，强筋健骨，延缓衰老，是防皱抗皱的美容佳品。适合气血虚弱、腰酸腿疼、体倦乏力、皱纹早生、皮肤松弛下垂者食用。不宜一次吃得过多，否则容易滞气难消。

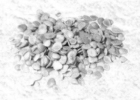

杏仁

润肺除燥，养肤美白，淡化色斑，止咳通便。适合肌肤干燥粗糙、皱纹多生、毛发干枯不润以及肠燥便秘、肺燥咳嗽者。秋冬干燥季节尤宜食用。易腹泻者不宜多吃。

猪蹄

润泽肌肤，滋阴补血，延缓衰老，丰胸通乳。适合贫血、术后调养者，以及肌肤粗糙、肤色不佳、皱纹较多、早衰者。胸部发育不良、产后缺乳的女性也可多吃。肥胖、高血脂、动脉硬化、高血压、肝病患者、消化功能不佳者少食。

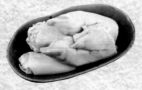

当归

补血养血，活血化瘀，调经止痛，润肠通便。适合血虚、血瘀所致的贫血苍白、营养不良、萎黄虚弱、月经不调、大便秘结、面有色斑、疮痈者食用。大便泄泻、痰湿较重者及孕妇不宜食用。

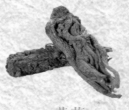

黄芪

最常用的补气药之一，有健脾胃、益气血、壮筋骨、生肌肉、消水肿、托脓疮、举下陷的功效。适合气血亏虚、神疲乏力、虚弱苍白或萎黄、皮肤多皱下垂、肌肉松弛干瘪、痈肿疮毒不消者。实证及阴虚阳盛者忌服。

乌鸡

黑色食品的代表，可补肾乌发，养颜排毒，润泽肌肤，清理肠道，利水消肿。适合贫血、营养不良、水肿、便秘、白发、早衰、肥胖、糖尿病、心血管疾病患者，女性尤宜。肾功能不佳、容易胀气、腹泻者应少食。

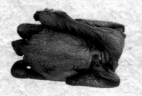

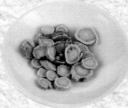

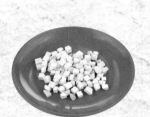

茯苓

利水渗湿，健脾，安神，美白洁净肌肤。适合颜面水肿及下肢水肿肥胖者消肿减肥，也适合皮肤粗糙暗沉、黧黑多色斑者及更年期女性食用。虚寒精滑、中气下陷者慎用。

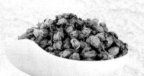

桃花

有缓泻、活血作用，可泻下通便，利水消肿，活血化瘀，益色驻颜，瘦身细腰，常食令人面若桃花。适合水肿、肥胖、便秘者，以及面有瘀斑、肤色不佳者食用。孕妇忌用。

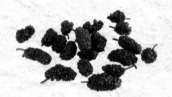

桑椹

补血滋阴，生津润燥，滋补肝肾，明目乌发，是抗衰老的良药。适合须发早白、耳鸣眼花、心悸失眠、津伤口渴、血虚便秘者。鲜品、干品均宜。脾胃虚寒、易腹泻者及孕妇禁用。

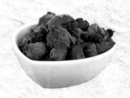

玫瑰花

疏肝理气，爽神悦志，活血化瘀，调经止痛。适合肝气不畅、胸闷腹痛、容易生闷气的精神抑郁者，以及月经不调、痛经、乳房胀痛、面色暗沉的女性。玫瑰为活血品，孕妇忌用。

五大美容难题
的食疗法

皱纹、松弛

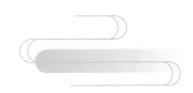

衰老是无法改变的自然规律，皱纹、皮肤松弛是老化的信号，也是美容的最大难题。人到中年之后，肾气逐渐衰弱，气血多不足，如果饮食营养也不充足的话，就会出现皮肤干燥不润、粗糙萎黄，继而皱纹增多，皮肤松弛下垂。为了预防皱纹早生及增多，补益气血、增强营养是关键，尤其应以补气为主。在饮食上，蛋白质、脂肪和水分的摄入必不可少，并可添加一些益气、补血、健脾的食材，对防止皱纹增多非常有益。

补益气血、延缓老化、淡化皱纹的常用食材有猪皮、猪蹄、牛筋、鸡蛋、鸡皮、大枣、花生、山药、燕窝、鸭肉、海参、玉米、糯米、燕麦、栗子、葵花子、松子、莲子、胡萝卜、银耳、豆腐、香菇、橙子、柚子、香蕉、葡萄干、木瓜、牛奶、蜂蜜、红糖等。

在饮食中添加黄芪、人参、枸杞子、灵芝等药膳材料可起到画龙点睛的作用。

补益气血的常用食材多为高蛋白、高糖、高油脂、高热量的食物，肥胖多脂者应注意饮食平衡，不要过食。

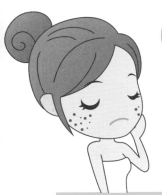

色斑

古人称面部色斑为黑子、黑斑等，是美容的大敌。它是由于人体内在原因（如气血瘀滞或不足、孕产引起的激素变化等）和外在原因（如日晒）相结合而产生的面部肌肤色素沉着。色斑主要有以下几种。

黄褐斑（蝴蝶斑）

多在女性孕产后或中年后生成，位于两颊，呈蝴蝶形，多为黄褐色。黄褐斑与肝血亏虚或肝气瘀滞、内分泌失调有关。

雀斑

多见于青少年鼻部及周围，先天遗传因素较多，不易祛除，随年龄增长可逐渐淡化。

老人斑（寿斑）

多见于老年人面部两侧，黑褐色，随年龄增大而增多，多由肝肾亏虚、人体衰老引起。

晒斑

多在长时间日晒后引起，若不及时修护，容易长期留存，影响面容。

中医认为，色斑的生成与肝气郁滞不畅关系较大，气滞则血瘀，所以，色斑也常称为瘀斑或肝斑。保持心情愉快、肝气舒畅是防治色斑的内在要素。色斑往往比较顽固，一旦在皮肤上生成，就不容易消退。此时，可以用一些补益肝肾、活血化瘀的食材，除了加入药膳之外，还可以配合外用（包括洗、敷、擦、涂等），内外结合才能见效。

常用材料有猪肝、鸡蛋清、豌豆、豆腐、木耳、银耳、香菜、姜、菠菜、茄子、莲藕、冬瓜、丝瓜、猕猴桃、樱桃、柿子、醋、蜂蜜。

痤疮

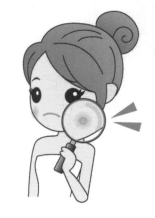

痤疮又叫粉刺、青春痘，以15~25岁的年轻人多见，是影响年轻人面容的大敌。易生痤疮者多为热性体质、油性肌肤，容易上火，出现面部红肿疮疖，起伏不断，甚至化脓疼痛。这反映出体内的湿热邪毒较重，需要通过饮食调节来清热解毒、泻火消痤、通利肠道，从而改善易生痤疮的热性体质。

在饮食中适当添加一些清热泻火、除湿通便的食材，对防治痤疮有很好的效果，如薏苡仁、绿豆、海带、芦荟、冬瓜、荸荠、白萝卜、茭白、马齿苋、大白菜、芹菜、西兰花、莲藕、山楂、豆腐、豆芽、柠檬、番茄、草莓、桃子、西瓜、茶叶等。

气色不佳

皮肤除了天生的肤色深浅外，还有气色的区别。从皮肤可以看出一个人的健康状况，所以，皮肤又被称为"身体的镜子"。

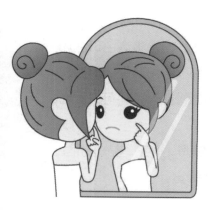

东方人健康的面色，一般是红润而有光泽，其中，微泛黄色，表示血气充盈。无须一味地追求"白"，肤色深浅因人而异，光泽、明亮才是健康的标准。

面色常会因年龄、体质、遗传、职业、日晒程度等因素而不同。但一些面色的变化可能是某些疾病的前兆和表现，应注意观察，及时调养。

面色苍白而无光泽

面色过白、没有血色是气血虚弱、寒凝气滞、血液循环不佳或贫血的表现。面色苍白而虚浮多为气虚；面色苍白而枯槁多为血虚、贫血。此类人群需要益气、补血、活血，可多吃些补气血的食物（参见第30页）。

面色萎黄而无光泽

面色萎黄憔悴多是营养不良、脾胃虚弱、消化功能差、排毒不畅的表现，它使肌肤缺乏养分而失去光泽。此类人群应保证充足的营养供应，饮食以健脾胃为主，多吃大枣、银耳、樱桃、菠菜、豆腐、花生、猪肝、猪血、猪肚、乌鸡等食物，可让面色变得红润光泽。

肌肤发黑、暗沉而无光泽

当人体气血瘀滞、肝肾功能不佳时，血液、代谢产物及毒素瘀积，可致肤色发黑或铁青、晦暗无光。此类人群应以养护肝肾、活血化瘀为主，提高解毒和代谢功能。宜多吃枸杞子、猪肝、菠菜、黑木耳、银耳、胡萝卜、海参、荸荠等食物。

枯发、白发、脱发

头发的生长与脱落反映了人体肾气的盛衰，也与人体气血状况密切相关。随着年龄增长，体内气血不足，加上肾精亏虚，常出现头发枯槁、白发、脱发等现象。这些可通过食用乌发、润发的食材来调理，如核桃、黑芝麻、桑椹、猪肝、猪腰、牡蛎、紫米、松仁、腰果、豆浆、胡萝卜、紫菜、香菇、海带等，使头发柔顺黑亮，不让发际线失守。

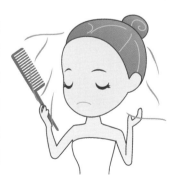

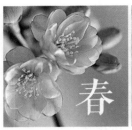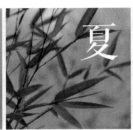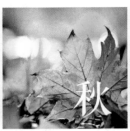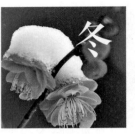

四季养颜各有侧重

春季：清肝解毒防过敏

春季是万物生发的季节，皮肤油脂分泌旺盛，再加上春风带来的花粉、灰尘、细菌等过敏原与肌肤接触，使皮肤红肿发痒、皮肤病多发，如过敏性皮炎、痤疮、风疹、桃花癣等。因此，春季要特别注意面部皮肤的深层清洁及护理。

春季宜养肝，在饮食上应注意补肝血、清肝火、疏肝郁、化瘀滞。宜多吃薏苡仁、菠菜、芹菜、豆腐、豆芽菜、笋、荠菜等食物。还可适当喝些花草茶，如玫瑰花茶、菊花茶、薄荷茶、金银花茶等，内服外用，对养护肌肤、预防皮肤病有益。

夏季：控油除湿净肌肤

夏季气候潮湿闷热，腺体分泌旺盛，脸上汗多、油多，体内湿热毒火较重，容易生痤疮、疖肿、湿疹、汗斑、痱子等。夏季强烈的阳光是美容的天敌，它会使皮肤晒黑、晒伤、老化，出现黑斑，甚至脱皮、萎黄，失去健康光泽。所以，夏季要特别注意洁面、控油和防晒。

夏季宜养心，饮食上也应以祛暑气、消热毒为主，可多吃绿豆、西瓜、黄瓜、番茄、海带、薄荷、芦荟、茯苓、薏苡仁、赤小豆等食物。

秋季：润燥补水重美白

秋季天气转凉，气候干燥，"秋燥"最伤阴，常会引起口唇干裂，皮肤干燥，肤质粗糙、无光泽，出现细纹、鳞片皮屑，皮肤瘙痒甚至皲裂等状况。所以，秋季要注重皮肤的保湿补水。在经历了一个夏天的日晒后，也容易面色黑黄，出现晒斑、黄褐斑、肤色不匀等肌肤问题，美白消斑也必不可少。

秋季宜润肺，饮食也应以"养肺润燥"为主，并多饮汤水。多食用杏仁、白果、山药、莲子、银耳、白萝卜、胡萝卜、百合、大枣等食材，不仅可以内养，滋阴润燥，外用于肌肤，也是美白祛斑的好材料。

冬季：滋润抗皱养毛发

冬季气候干燥寒冷，特别是在北方，室内供暖加重了环境干燥。此时肌肤毛孔收缩，油脂分泌减少，容易出现肤燥、起皱、皮肤瘙痒、脱皮掉屑、面色苍白、眼睑浮肿等现象，需要加强肌肤滋润抗皱的护理。此外，冬季也要重视毛发养护，以免出现干枯起电、脱发、白发等现象。

冬季宜养肾，在饮食上是一个适合滋补调养的季节，比较适合用一些有补益作用的食材，如猪蹄、猪皮、猪血、猪肚、猪腰、大枣、龙眼肉、山药、黑芝麻、核桃、羊肉、海参、乌鸡、虾、生姜、栗子、胡萝卜、当归、阿胶、黄芪等。此外，多补充高蛋白、富含油脂、比较温热的动物性食品，对温肾健脾、延缓衰老也非常有益。

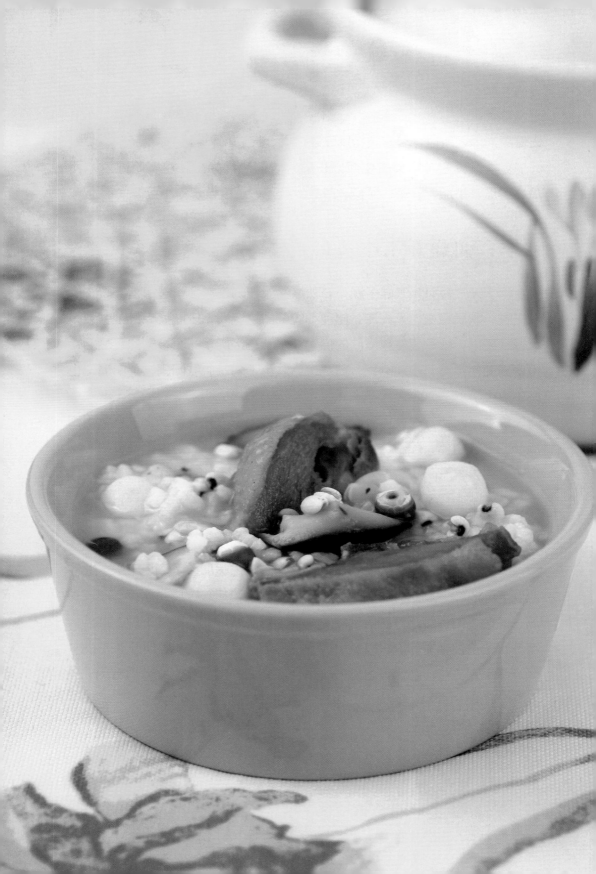

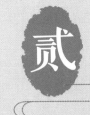

贰

润肤抗皱，
青春长驻不是梦

用于皮肤干燥、粗糙不润、皱纹多生、松弛下垂。

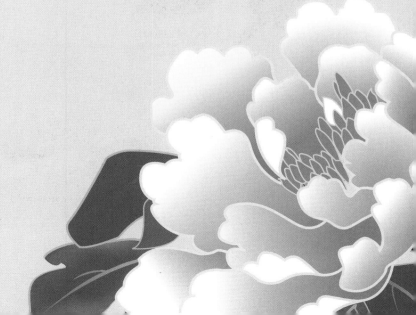

参苓粥

此粥是唐代药王孙思邈的传世药方，相传当年风靡长安城、达官显贵、贵妇千金竞相食用，常服令人脾胃强健、颜面润泽、延年益寿。宋代医学全书《圣济总录》中有详细记载："参苓粥方，治伤寒，胃气不和，全不思食，日渐虚羸。"

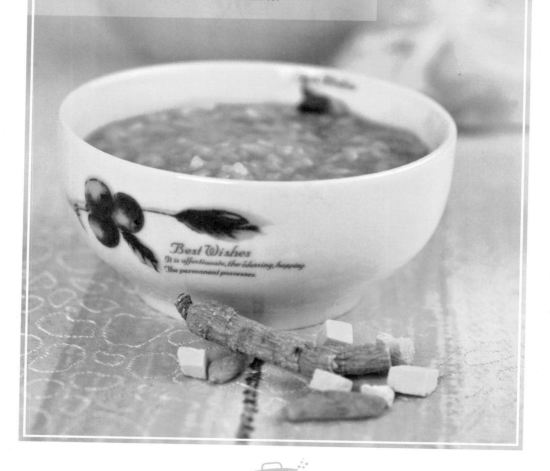

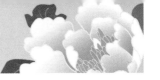

〔出处〕

《圣济总录》。

〔功效〕

健脾益气，养胃补虚，养颜抗皱，防衰延年，用于气血不足、容颜早衰。

〔材料〕

人参、生姜各5克，茯苓20克，粳米100克。

〔做法〕

1 先将人参、生姜切成薄片，茯苓捣碎，倒入锅中，加适量水浸泡1小时后上火煮30分钟，滤去药渣，留取汤汁。

2 汤汁中倒入淘洗净的粳米，补足水，煮至粥成。每日早、晚分2次服食。

专家箴言

此粥适合脾胃虚弱、食少纳呆、倦怠乏力、面色姜黄或苍白、早衰多皱者及中老年人作为日常保健品食用。

有实证、热证者不宜多吃。

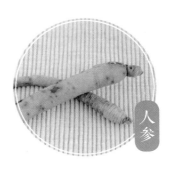

人参

人参可大补元气，复脉固脱，补脾益肺，生津，安神，是常用的补气药。多用于体虚肢冷、脾虚食少、久病虚羸、惊悸失眠、心力衰竭等。也可改用党参、太子参等较温和的参类，功效也不差。

有实证、热证者忌服。

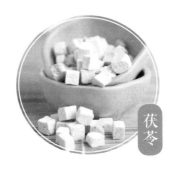

茯苓

茯苓可利水渗湿，健脾宁心。多用于脾虚食少、便溏泄泻、心神不安、惊悸失眠等。常与人参搭配，补益脾胃虚弱。虚寒精滑或气虚下陷者忌服。

人参驻颜粥

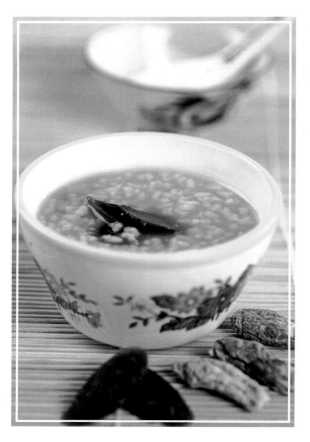

〔出处〕

民间验方。

〔功效〕

益气补虚，驻颜抗衰，用于气虚乏力、心神疲惫、容颜早衰。

〔材料〕

蜜炙人参15克，糯米100克。

〔做法〕

将糯米淘洗干净，同蜜炙人参一起入砂锅，加适量水，煮至粥稠即可。

《神农本草经》中说人参"主补五脏，安精神，定魂魄，止惊悸，除邪气，明目，开心益智。久服轻身延年"。人参的种类很多，如白参、红参、高丽参等，均可选用。

专家箴言

人参自古就是美容佳品。常食此粥，能益气驻颜，抗疲劳，抗衰老，延缓皮肤老化，增加皮肤弹性，减少皱纹，改善皮肤和肌肉松弛下垂，提亮气色，使人精神焕发、青春长驻。

此粥适合气血虚弱者及中老年人食用，体质强壮、无虚弱状况、有实证及热证者不宜多吃。

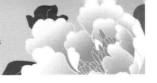

桂圆粥

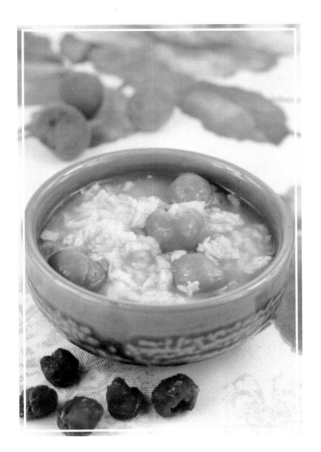

〔出处〕

民间验方。

〔功效〕

补血益气，驻颜生肌，安神益智，用于气血不足、血虚萎黄、失眠健忘。

〔材料〕

桂圆肉15克，鸡胸肉50克，糯米100克。

〔调料〕

盐、鸡精各适量。

〔做法〕

1 将鸡胸肉洗净，剁成末，备用。

2 将糯米洗净，和桂圆肉一起放入锅中，加适量水，用中火煮30分钟。

3 放入鸡肉末，搅散，煮沸后加盐、鸡精调味即可。

专家箴言

桂圆肉也叫龙眼肉，干鲜品均可用。其味甘，性温，归心、脾经。可补益心脾，养血安神，常用于气血不足、健忘失眠、血虚萎黄等，尤宜产后及更年期女性抗衰驻颜。

桂圆肉搭配温补气血的鸡肉一起煮粥，对调理气血不足、贫血、虚劳羸弱、劳伤心脾、失眠、早衰、颜面无华有良效。

体内有痰火及湿滞停饮者慎食。

养颜瘦肉粥

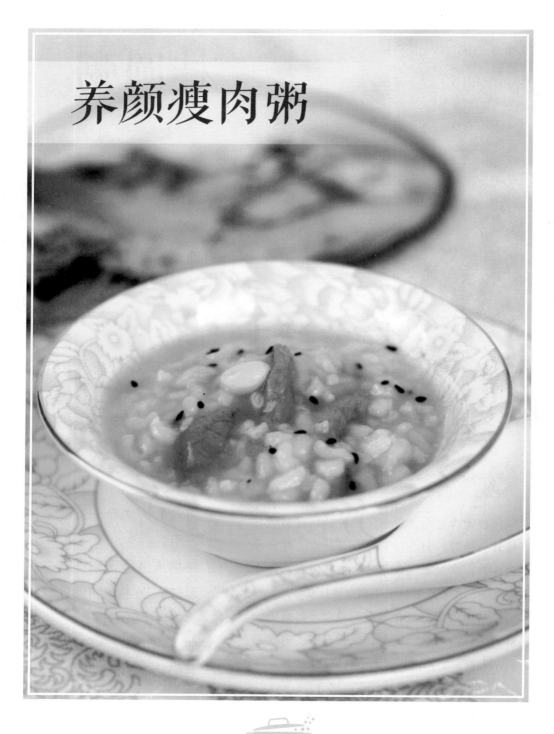

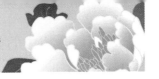

〔出处〕

宫廷秘方。

〔功效〕

润肤抗皱，红润气色，黑亮秀发，用于干枯多皱、皮肉松垂、血虚萎黄、发白。

〔材料〕

黄豆30克，粳米100克，猪里脊肉70克，熟黑芝麻5克（也可用黑芝麻粉）。

〔调料〕

盐、鸡精各适量。

〔做法〕

1 将黄豆用水先泡半日；猪里脊肉洗净，切成丝，入油锅炒熟备用。

2 锅中倒入黄豆和适量水，用中火煮30分钟，放入淘洗好的粳米，继续煮至粥稠。

3 加入熟黑芝麻和猪肉，最后加盐、鸡精调味即可。

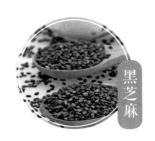

黑芝麻

芝麻也叫胡麻、脂麻。《本草纲目》说："服食以黑者为良。"即黑芝麻食疗效果更好。《神农本草经》说胡麻"主伤中虚羸，补五脏，益气力，长肌肉，填脑髓，久服轻身不老"。晋代养生家葛洪在《抱朴子》中说它"耐风湿，补衰老"，且"服至百日，能除一切痼疾，一年身面光泽，两年白发返黑，三年齿落更生……久服长生"。唐代药王孙思邈则建议40岁以上者每日服食黑芝麻蜜丸，可延缓衰老。

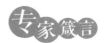

此方相传为清宫御膳房的食方，并深得慈禧太后的喜爱，兼有养颜与养生的双重功效。

里脊肉高蛋白质、高营养，能养阴补血；黄豆健脾益气，养血润肤，调节女性内分泌；黑芝麻是润肤乌发的佳品。常食此粥可补肝肾，益五脏，强筋骨，养肌肤，使人面色红润光泽，皱纹不生，头发乌黑。

腹胀气滞、痰湿中满者不宜多吃。

当归生姜羊肉粥

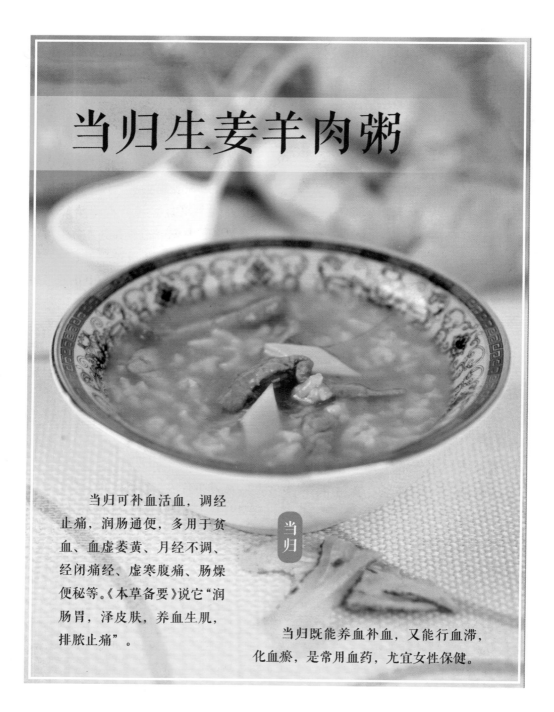

当归可补血活血，调经止痛，润肠通便，多用于贫血、血虚萎黄、月经不调、经闭痛经、虚寒腹痛、肠燥便秘等。《本草备要》说它"润肠胃，泽皮肤，养血生肌，排脓止痛"。

当归

当归既能养血补血，又能行血滞，化血瘀，是常用血药，尤宜女性保健。

[出处]

《金匮要略》。

[功效]

温中补虚，祛寒止痛，补益气血，红润气色，用于气虚不足、形寒肢冷、贫血萎黄、羸瘦乏力、肤干多皱。

[材料]

羊肉50克，当归15克，生姜片5克，糯米100克。

[调料]

盐、鸡精各适量。

[做法]

1 将羊肉洗净，切成丝备用；糯米淘洗干净。

2 砂锅中放入当归、生姜片和适量水，煮30分钟，拣出当归。

3 然后加入糯米和羊肉丝，继续煮至粥成，最后加盐、鸡精调味即可。早晚分2次食用。

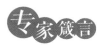

专家箴言

此方是一个经典养颜方，流传久远，源自东汉张仲景《金匮要略》中的"当归生姜羊肉汤"。此外，《太平圣惠方》《备急千金要方》《圣济总录》中也都有相似的食方。

《金匮要略》中说："寒疝，腹中痛，及胁痛里急者，当归生姜羊肉汤主之。"可见，原方是专治血虚内寒腹痛的经典中医方剂，一般是由当归、生姜、羊肉一同煮汤饮服。此处把汤改成了粥，也能起到益气养血、温中补肾、美颜润色的作用。

羊肉是滋补佳品，能健脾补虚，善治虚劳羸瘦、产后虚冷、腹痛、寒疝。《备急千金要方》说它"主暖中止痛，利产妇"。当归补血调经，活血行滞以增强羊肉补虚之力，使该汤既补血活血，又能止痛。生姜温散，既助羊肉散寒暖胃，又可辟除羊肉的膻味。

此粥养血补虚，散寒止痛，尤宜气血不足，不能上荣所致的颜面苍老、皮肤干皱、面色苍白或萎黄无华、唇舌淡白者，此外，贫血、体质虚寒、手脚冰凉、月经不调、倦怠乏力、形体消瘦、虚劳羸弱、女性痛经及产后腹痛者也宜常吃。

此粥偏辛温，最宜体质虚寒者保养，而阴虚火旺、内热烦渴及有热病者不宜多吃。

熟地糯米粥

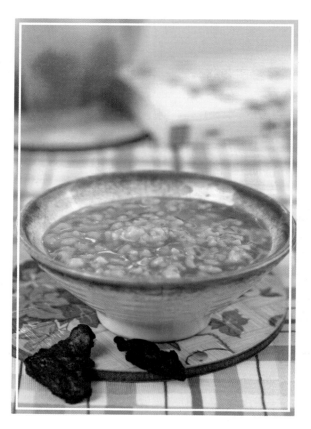

〔出处〕

民间验方。

〔功效〕

养血滋阴，改善气色，用于阴虚血枯、肌肤不润、皱纹多生、面色憔悴无光。

〔材料〕

熟地黄20克，糯米100克。

〔做法〕

1 锅中放入熟地黄，加适量水煮30分钟，滤渣，留取汤汁。

2 汤汁中倒入粳米，加足水，煮至粥成。早晚分2次食用。

《本草纲目》中说熟地黄"填骨髓，长肌肉，生精血，补五脏、内伤不足，通血脉，利耳目，黑须发"。

专家箴言

熟地黄可滋阴补血，益精填髓，常用于肝肾阴虚、血虚精亏所致的腰膝酸软、骨蒸潮热、盗汗遗精、内热消渴、血虚萎黄、心悸怔忡、月经不调、崩漏下血、眩晕耳鸣、须发早白等，是抗衰老的良药。

此方适合血虚所致面色萎黄、面部憔悴无光泽、须发早白者常食。脾胃虚弱、气滞痰多、腹满便溏者忌服。

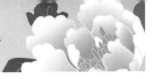

松子粥

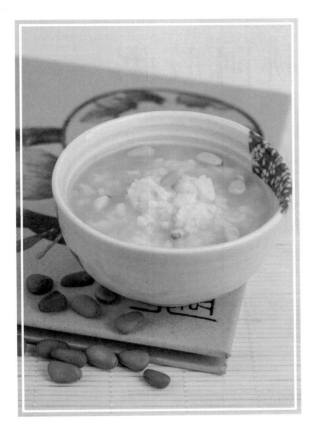

〔出处〕

《士材三书》。

〔功效〕

润泽肌肤，抗皱防衰，柔亮毛发，延年益寿，用于多皱、发枯、早衰。

〔材料〕

熟松子仁15克，粳米100克。

〔调料〕

白糖适量。

〔做法〕

1 将粳米淘洗干净，倒入锅中，加适量水，大火烧开，改小火，煮至粥稠。

2 放入熟松子仁和白糖，搅匀即成。

松子富含油脂，且有滑肠作用，故肥胖、腹泻者不宜多吃。

专家箴言

松子可润燥滑肠，常用于肌肤干皱、慢性便秘。其富含植物油脂及维生素E、锌等营养素，常食可润肤抗衰、延年益寿。

唐代《千金翼方》中说松子："久服延年不老，百岁以上，颜色更少，令人身轻悦泽。"建议将松子仁研末或制成蜜丸，每日服食。清代《玉楸药解》说它"泽肤荣毛，亦佳善之品。研揩须发，最生光泽"。

芝麻核桃阿胶粥

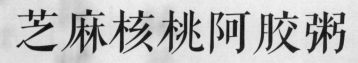

核桃也叫胡桃，味甘，性温。可补肾润肠，美肤润发，健脑壮骨，中老年人常食能令皮肤细嫩润滑、皱纹减少，毛发光泽，脑健骨壮，大便通畅，是抗衰老的天然良药。

[出处]

民间验方。

[功效]

补肾养血，润肤美容，乌发抗衰，用于血虚贫血、皮肤干燥失养、皱纹多生、毛发不泽、面容早衰。

[材料]

核桃仁、桂圆肉各15克，熟黑芝麻、阿胶粉各3克，粳米100克。

[做法]

将粳米和桂圆肉、捣碎的核桃仁、熟黑芝麻一起放入锅中，加足水，煮至粥稠，倒入阿胶粉搅匀，再稍煮即可。

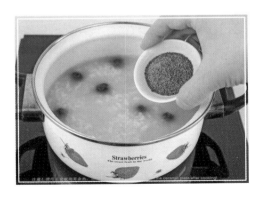

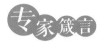 专家箴言

此方由流传已久的古方而来。相传唐代杨贵妃常食"贵妃美容膏"，即由核桃、阿胶、黑芝麻、黄酒、冰糖调制而成。另据《清宫叙闻》记载，西太后爱食胡桃阿胶膏，故老年时皮肤依旧滑腻。虽然这些只是传说，但此方的美容功效是毋庸置疑的。

为了日常制作方便，我们对此方稍加改良，尤宜皮肤干燥失养、早衰多皱的中老年女性调养。

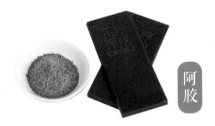

阿胶

阿胶也叫驴皮胶，可补血，滋阴，润燥。多用于贫血、血虚萎黄、眩晕心悸、肌痿无力、心烦不眠等。但阿胶比较黏滞，不易消化，脾胃虚弱者慎服。

把阿胶打成阿胶粉，每次煮粥时取少许食用，快捷又不减功效。

驻春饼

[出处]

《瑞竹堂经验方》。

[功效]

健脾温肾，美颜益色，令人青春常驻，用于脾虚血亏、面容早衰。

[材料]

白茯苓120克，白面500克，人参30克。

[调料]

川椒、盐各1匙。

川椒

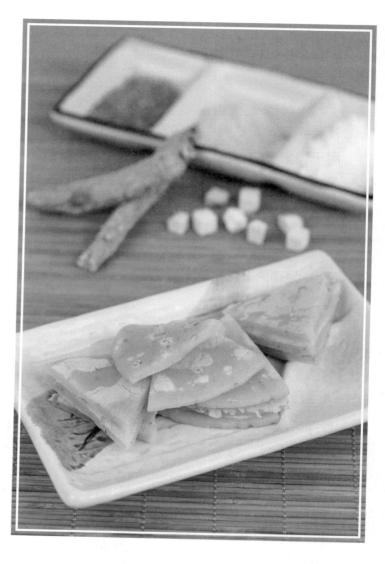

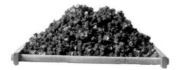

　　川椒是主产于四川的一种花椒，味辛、麻，性温，可温中散寒，除湿，活血，止痛，常食令人气血通畅，面色红润。尤宜脘腹冷痛泄泻、水肿胀满、湿冷苍白者。体质燥热者不宜多吃。

〔做法〕

1 白茯苓、人参、川椒分别研成粉末，和盐一起放入锅内，用2大碗水煎煮，至剩下一半汤时，滤渣，取汤汁。

2 用此汤汁与白面和匀，制成黏稠的面糊。

3 不粘平锅上火烧热，改小火，盛1勺面糊倒在平锅上，摊平，烙至定形。

4 翻面后烙至饼熟即可。

此方在元代方集《瑞竹堂经验方》中原为"驻春丹"，为了日常制作及食用方便，本书在原材料不变的前提下，改良了制作方法，做成现代人常食的面饼，三餐均可当作主食。

人参补元气，茯苓去湿气，川椒活气血，与养护脾胃的面食一起，能起到补体虚、健脾胃、强体魄、抗衰老的效果。

此饼适合脾虚食少、早衰多皱、面色萎黄或苍白、气短乏力者常食。

有实证、热证者不宜。

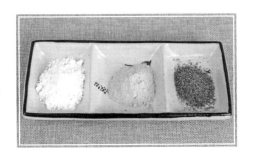

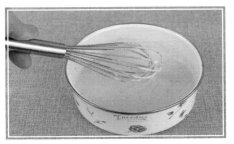

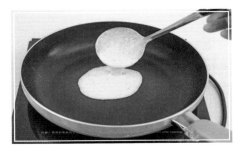

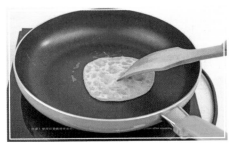

鸡蛋羊肉面

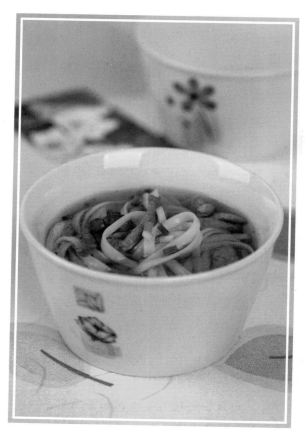

[出处]

《太平圣惠方》。

[功效]

益气补血，泽颜白面，用于皮肤干皱早衰。

[材料]

鸡蛋1个，羊里脊肉100克，面粉150克。

[调料]

盐、酱油、香油、香葱末各适量。

[做法]

1 用鸡蛋、面粉和面，制成手擀面条；羊里脊肉洗净，切成丝，焯熟。

2 锅中倒油烧热，下香葱末煸香，加酱油和适量水烧沸，入面条煮熟，放羊肉丝，加盐和香油调味即成。

专家箴言

此方能温养脾胃，益气养血。其中，羊肉能暖脾胃，生气血，助阳散寒；鸡蛋能滋阴润燥，养血除烦。久食令人容颜润泽、光彩照人。

此面尤其适合虚寒肢冷、阳气不足、倦怠乏力、面色苍白不华或萎黄、营养不良、体虚赢瘦、皮肤干皱不润者常食。

中满腹胀、痰饮积滞、体热火盛者不宜多吃。

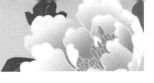

参枣汤

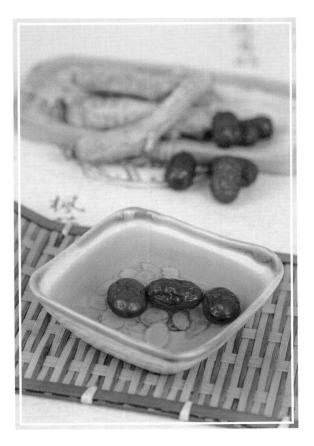

[出处]

《十药神书》。

[功效]

补中益气，养血安神，润肤养颜，红润气色，用于气血两亏、肤干多皱、皮肉松垂、面容憔悴。

[材料]

红枣5枚，人参10克。

[做法]

1 人参切片，放入砂锅中，用清水浸泡半天。

2 加入大枣，上火煮1小时，盛出食枣喝汤。

此汤补益之力较强，非虚弱者不宜多饮，有实证、热证、痰积、中满腹胀者也不宜多饮。

专家箴言

《神农本草经》说大枣"久服轻身长年"。《本草备要》说其"补中益气，滋脾土，润心肺，调营卫，缓阴血，生津液，悦颜色，通九窍，助十二经，和百药"。

人参以益气为主，大枣以补血为主，二者合用，气血双补，适合气血两亏、虚弱劳损、脾虚食少、气短乏力、神经衰弱者，尤宜贫血、面色苍白无华、容颜憔悴者。

猪蹄汤

〔出处〕

《本草纲目》。

〔功效〕

润燥滋阴，美肤抗皱，补充胶原蛋白，增加皮肤弹性，用于皮肤干皱粗糙、松弛下垂。

〔材料〕

猪蹄1只。

〔调料〕

料酒、姜片、葱段各10克，白糖、盐、胡椒粉各适量。

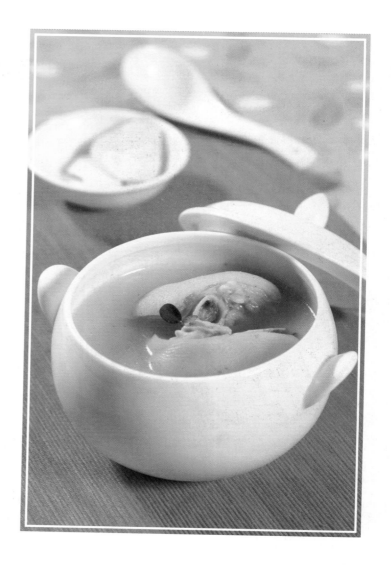

〔做法〕

1 将猪蹄洗净，切成大块，焯水备用。

2 将猪蹄块、姜片、葱段放入锅中，加适量水，大火烧开，撇去浮沫，放入料酒、白糖，改用小火炖煮1.5小时，至汤浓、肉烂。

3 拣去葱段和姜片，撇净浮油，加入盐和胡椒粉调味，略煮即成。

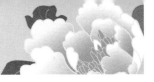

专家箴言

本方为传统滋养美容方，常吃可保持肌肤润滑光泽，改善干燥粗糙、皱纹多生和松弛下垂状况，使皮肤细腻柔嫩，丰润饱满，年轻紧致，光彩照人，从而达到美化容颜、抗衰老的目的。

《本草纲目》记载，猪蹄"煮清汁，洗痈疽，渍热毒，消毒气，去恶肉"。《千金翼方》记载，猪蹄洗净后炖成浓汁，晚上用其涂面，第二天洗去，则皮肤润泽细腻，白嫩无皱，可用于防治皮肤皱纹及皮肤干燥粗糙。可见，猪蹄汁既可食用，又可外用。煮一次猪蹄，内外兼用，抚平皱纹、抗衰老的作用十分显著。

猪蹄以前蹄的胶原蛋白较多，润肤美容作用更好。

肥胖多脂、食积中满者不宜多吃，外用无妨。

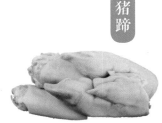
猪蹄

延伸用法：猪蹄面膜

〔材料〕

猪蹄汤1碗。

〔做法〕

1 将猪蹄汤（不加盐和胡椒粉）倒入保鲜盒（或盛在碗中，盖上保鲜膜），放入冰箱冷藏室存放，即成猪蹄冻。

2 每次取出20克猪蹄冻（一小块），小火加热，使之融化成液体（温度不可过高）。

3 睡前洗净脸，将猪蹄汁涂于面部，干燥多皱处反复涂抹，轻轻拍干，第二天早上洗净即可。

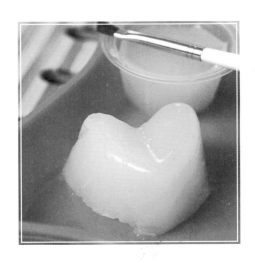

大枣
鸡蛋汤

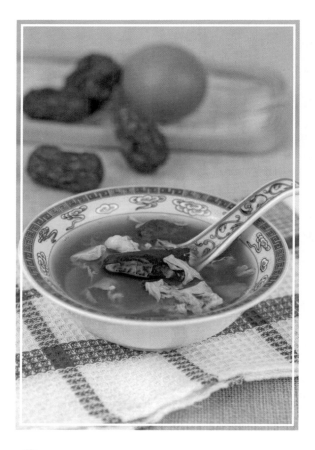

〔出处〕

《补养篇》。

〔功效〕

补血润肤，美容驻颜，用于营养不良、贫血瘦弱、容颜憔悴。

〔材料〕

大枣30克，鸡蛋1个。

〔调料〕

冰糖5克。

〔做法〕

1 将大枣去核，洗净，入锅加适量水，煮30分钟。

2 倒入鸡蛋液，划散，加入冰糖，略煮即可。

专家箴言

　　大枣是传统的滋补品，有健脾补血、美容养颜的功效。民谚说"日食三枣，容颜不老"。大枣搭配鸡蛋、冰糖，可滋养气血，补足肌肤所需的营分，特别适合营养不良、贫血、瘦弱萎黄或面色苍白、容颜憔悴无华、肌肤干皱失养者常食。

　　此汤含糖量高，多吃令人肥健，故肥胖、痰饮积滞及糖尿病患者不宜多吃。

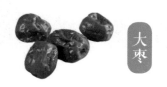

大枣

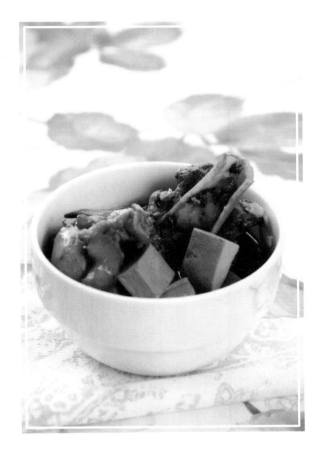

骨髓养颜汤

〔出处〕

《补养篇》。

〔功效〕

滋阴补髓，润肤养颜。

〔材料〕

猪棒骨400克，豆腐干100克。

〔调料〕

料酒、酱油、葱段、姜片各10克，八角、桂皮、茴香各3克，盐适量。

〔做法〕

1 将豆腐干切成块；猪棒骨剁开，焯水；八角、桂皮、茴香装入调料袋。

2 煮锅加适量水烧开，放入猪棒骨、葱段、姜片和调料袋，改小火煮1小时，放入豆腐干，加入料酒、酱油、盐调味，再煮15分钟即可。

专家箴言

此方原为"骨髓养颜糕"，是用羊骨髓与粳米粉制成。为方便制作并加强补养效果，本书采用炖汤形式，添加了豆制品，更符合现代饮食习惯，美容效果也很好。

动物骨髓（羊、牛、猪皆可）能养血滋阴，补精益髓，润肺泽肌，补钙壮骨。豆腐能益气健脾，调节女性内分泌。常食此汤，令人皮肤嫩滑、气色红润、容颜不老、青春永驻，尤宜虚弱羸瘦、憔悴早衰者。

玉竹瘦肉煲

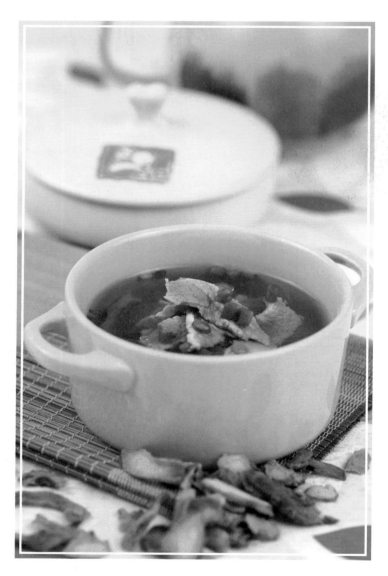

〔出处〕

民间验方。

〔功效〕

补益阴血，润肤养颜，令肌肤柔润光泽，用于阴虚血亏所致瘦弱、贫血、肌肤失养、干皱不润。

〔材料〕

制玉竹 15 克，猪瘦肉 150 克，香葱末少许。

〔调料〕

料酒、淀粉各 10 克，香油、盐、鸡精各适量。

[做法]

1　将制玉竹洗净，放入锅中，加适量水，小火煎煮30分钟，滤渣，留汤。

2　猪瘦肉切成片，用料酒、淀粉抓匀上浆后下入锅中，滑散，煮沸后加盐、鸡精调味，加香油、香葱末即可。

专家箴言

玉竹是常用的补阴虚药材，猪肉也有滋阴润燥、补益肝血的作用。此方能补益阴血不足，改善血燥津枯、皮肤干皱失养、粗糙不润的状况，尤宜阴虚瘦弱、贫血者。

湿热、气滞、痰湿者均不宜多吃。

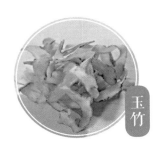

玉竹

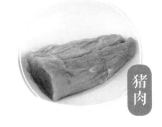

猪肉

玉竹有养阴润燥、生津止渴的功效，常用于肺胃阴伤、燥热咳嗽、咽干口渴、内热消渴。玉竹味甘多脂，柔润可食，长于养阴，主要作用于脾胃，故久服不伤脾胃，并有一定的降血糖作用。《神农本草经》说它"久服去面黑子，好颜色、润泽"。《本草拾遗》说它"主聪明，调血气，令人强壮"。可见其有养颜功效。现代研究也证实，玉竹有润泽皮肤、消散皮肤慢性炎症的作用。

痰湿气滞、脾虚便溏者慎用。

猪肉可滋阴润燥，补肝养血，常用于营养不良、体瘦干瘪、肌肉不丰、肌肤毛发失养不润泽。《本草备要》说它"其味隽永，食之润肠胃，生精液，丰肌体，泽皮肤，固其所也"。《随息居饮食谱》说它"补肾液，充胃汁，滋肝阴，润肌肤，利二便"。

猪肉易助湿生痰，故湿热痰滞内蕴及肥胖多脂者不宜多吃。

猪肤汤

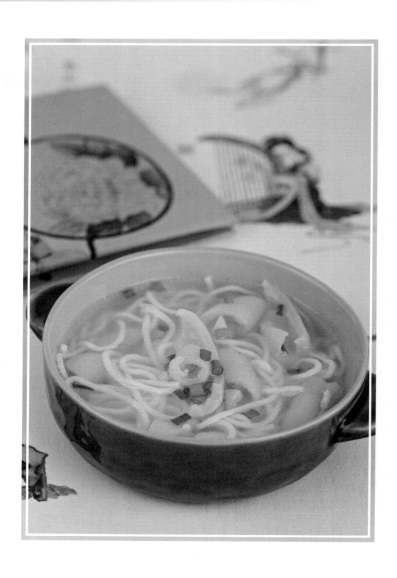

〔出处〕

《伤寒论》。

〔功效〕

润泽肌肤，养颜抗皱，用于皮肤粗糙、毛发枯槁、体瘦干皱。

〔材料〕

鲜猪皮、米粉各100克，白蜂蜜10克。

〔调料〕

盐、鸡精各适量，香葱末少许。

〔做法〕

1 将鲜猪皮刮净毛，焯水后捞出，洗净，切成块。

2 砂锅中放入猪皮块，加适量水，大火烧开，改小火煮30分钟，放入米粉，继续煮5分钟，加入白蜂蜜、盐和鸡精调味。

3 盛入汤碗，撒上香葱末即可。

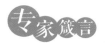

猪皮养阴润燥，米粉强健脾胃，白蜂蜜补中润燥，合用则补益作用更强。

常饮此汤能营养肌肤，延缓皮肤老化、粗糙不润、干瘪松弛，淡化皱纹及瘢痕，令皮肤光彩亮泽，柔润饱满。

肥胖、高脂血及糖尿病患者不宜多吃。

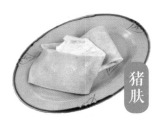

猪肤

猪皮即猪肤，有清热养阴、养肤抗皱、利咽消肿、清心除烦的作用。

我国传统食疗有"以形养形"之说，动物皮对养肤有良好效果，内服、外用均宜。现代研究也证明，猪皮有促进骨髓造血功能的作用，其丰富的胶原蛋白还能促进皮肤黏膜损伤愈合，修复皮肤干裂、皱纹、疮疤等，中老年皮肤干皱者及冬季尤宜。

猪皮油脂含量高，肥胖、痰湿积滞者不宜多吃。

延伸用法：猪肤面膜

〔材料〕

猪皮100克。

〔做法〕

1 将猪皮煮成浓汤，汁倒入保鲜盒内，封好口，放入冰箱冷藏室保存，制成猪皮冻。

2 每次取出一小块猪皮冻，小火加热，使之融化成液体。

3 睡前洗净脸，将猪皮汁涂于面部，干燥多皱处反复涂抹，轻轻拍干，第二天早上洗净即可。

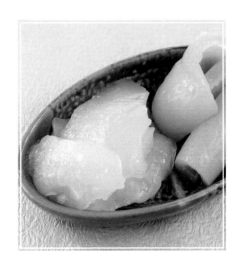

猪皮拌黄瓜

〔出处〕

民间验方。

〔功效〕

润肤除皱，美容抗衰，用于皮肤干皱不润、面容早衰。

〔材料〕

猪皮100克，黄瓜150克。

〔调料〕

盐、香油、味精、葱、姜、蒜、醋等各适量。

〔做法〕

1 将猪皮刮净毛，入沸水锅煮熟，捞出，切成丝；黄瓜洗净，切成丝。

2 将猪皮丝和黄瓜丝盛入盘中，加入所有调料，充分拌匀即成。

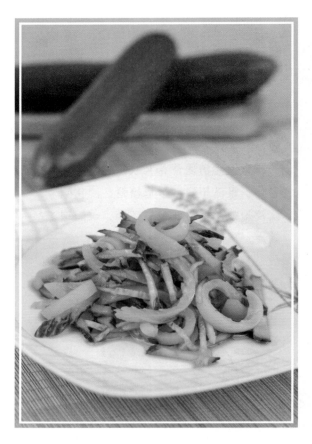

专家箴言

　　猪皮可养阴清热，润肤美容，黄瓜也是美肤的常用材料，可生津液，补水分，清内热。二者合用，可作为日常小凉菜，补油又补水，让肌肤营养充足，饱满丰盈，起到美容润肤、延缓肌肤衰老的作用。

　　此菜尤宜阴虚内热、肌肤干皱失养者，痰湿、肥胖者不宜多吃。

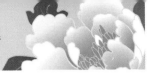

莲子龙眼羹

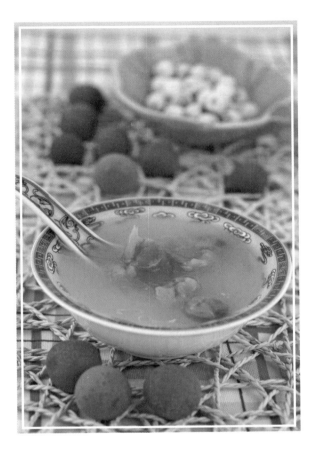

〔出处〕

民间验方。

〔功效〕

健脾益气，补血润肤，减少皱纹，用于气血不足、皮肉干皱松弛。

〔材料〕

龙眼肉、莲子、薏苡仁各15克，芡实5克。

〔调料〕

蜂蜜适量。

〔做法〕

1 将莲子、薏苡仁、芡实共研成粉，混合后装瓶备用。

2 锅中放入龙眼肉，加适量水，小火煮20分钟，放入混合粉搅匀，再煮至浓稠，加蜂蜜拌匀即成。

专家箴言

　　莲子可补脾止泻，益肾涩精，养心安神。龙眼肉补益心脾，养血安神。芡实益肾固精，止泻止带。薏苡仁健脾渗湿，除痹止泻，清热排脓。四材合用，重在补益心脾，固气补虚，尤宜气血不足、血虚萎黄、肌肤松弛下垂、多皱早衰、慢性腹泻者。

　　此羹固气止泻作用较强，中满腹胀及便秘者不宜多吃。

冰糖燕窝

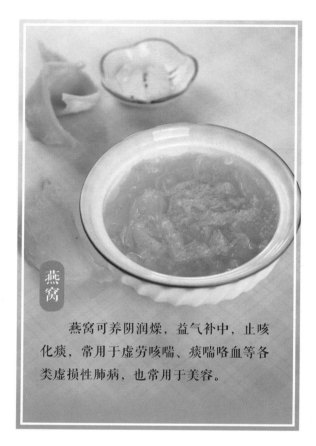

燕窝

燕窝可养阴润燥，益气补中，止咳化痰，常用于虚劳咳喘、痰喘咯血等各类虚损性肺病，也常用于美容。

〔出处〕

《本经逢原》。

〔功效〕

养阴润燥，养血驻颜，用于阴虚血亏、皮毛干皱不润。

〔材料〕

干燕窝5克，冰糖10克。

〔做法〕

1 干燕窝用纯净水浸泡4~8小时胀发，夹净燕毛，清洗1~2遍，将燕窝按纹理撕成细条。

2 将处理好的燕窝倒入炖盅内，加水浸没，加盖，置于蒸锅内，隔水以文火炖2小时，以有点沸腾、具黏稠感和蛋清香味为宜。

3 另将冰糖化为冰糖水，调入燕窝中，拌匀即可。

专家箴言

燕窝是传统美容保养品，主要作用是养肺阴，润肺燥。冰糖也有润肺作用。《本经逢原》中说燕窝"每兼冰糖煮食往往获效"。肺主皮毛，肺润则皮毛光泽。故常食此羹能润肺养颜，令人皮肤光滑润白，有弹性和光泽，减少皱纹。早上空腹或是晚上临睡前空腹吃效果最好，以一周1~2次为宜。

湿痰停滞及有表邪者慎服。

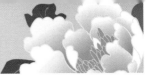

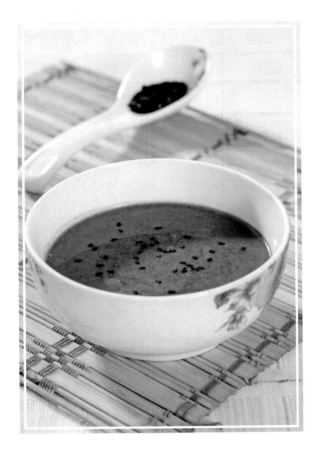

黑芝麻
白糖糊

〔出处〕

民间验方。

〔功效〕

润肤，除皱，乌发，用于皮肤失养、粗糙多皱、毛发不泽、骨质疏松、瘦弱乏力。

〔材料〕

黑芝麻、白糖各适量。

〔做法〕

1 将黑芝麻炒熟，与白糖捣匀，装瓶备用（也可分别盛装）。

2 每次用时取黑芝麻及白糖（1匙之内，可多可少），用开水冲服（直接服食，缓慢咽下亦可）。

专家箴言

　　黑芝麻可滋补肝肾，益精补血，润肤养颜，乌发明目，健脑益智，强筋壮骨，是抗衰老的天然良药，中老年人宜常食。

　　此方黑芝麻添加白糖，能给肌肤补充更充足的营养，美容效果更好，尤宜体虚瘦弱、肌肤失养的老年人。

　　肥胖、中满积滞、痰湿、腹泻者及糖尿病患者不宜多吃。

枸杞美容酒

[出处]

《太平圣惠方》《外台秘要》《延年方》。

[功效]

补虚弱，长肌肉，益颜色，肥健人，用于早衰。

[材料]

枸杞子250克，白酒2000毫升。

[做法]

枸杞子洗净，放入瓶内，倒入白酒浸泡，封口保存。7日后随意取饮，以勿醉为宜。

《药性论》中说枸杞子"能补益精诸不足，益颜色，变白，明目，安神"。《食疗本草》说它"坚筋耐老，除风，补益筋骨，能益人，去虚劳"。

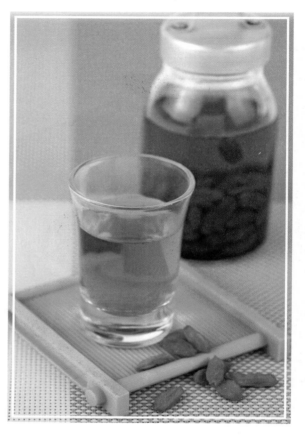

专家箴言

枸杞子可滋补肝肾，益精明目，常用于虚劳精亏、腰膝酸痛、眩晕耳鸣、内热消渴、血虚萎黄等，是强筋骨、泽肌肤、驻颜色的抗衰老佳品。

酒可活血通脉，化瘀祛寒，增强药性。枸杞泡酒尤其适合虚寒或血瘀、面色苍白或萎黄、早衰精亏者补养。

外邪实热、脾虚有湿及泄泻者忌服。

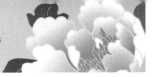

红颜酒

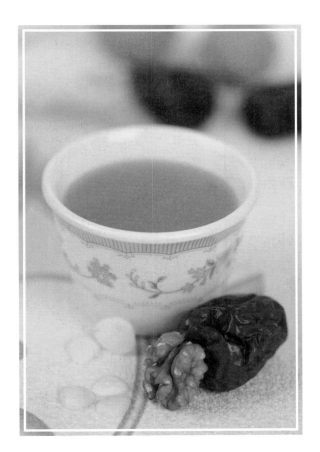

〔出处〕

《万病回春》。

〔功效〕

养五脏，活气血，润肌肤，悦容颜，用于面容憔悴、多皱多斑、面色暗沉。

〔材料〕

核桃仁、大枣各120克，甜杏仁30克，白蜜120毫升，酥油60毫升，白酒2000毫升。

〔做法〕

1　先将核桃仁、大枣、甜杏仁捣碎；白蜜、酥油加热溶化。

2　将白酒倒入坛中，加入处理好的各种材料，加盖密封，浸泡7日后开封取饮。

3　每次饮10~20毫升，每日早晚空腹饮用。

专家箴言

　　大枣健脾益气，养血安神；核桃仁补益肺肾，润燥美肤；杏仁润肺润肠，美白消斑；白蜜、酥油均有润燥作用；白酒则通络活血。常服此酒，令人气血畅通，面色红润，肌肤白嫩光洁，适合虚寒及血瘀、早衰体弱者调养，秋冬季节尤宜。

　　燥热烦渴、湿热内蕴、肠滑泄泻者不宜多饮。

灵芝茶

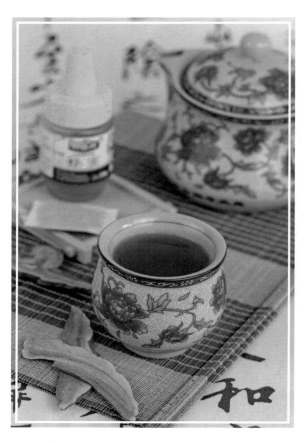

〔出处〕

《太平圣惠方》。

〔功效〕

益精气，悦颜色，减皱纹，抗衰老，安心神，用于神疲乏力、皮毛不泽。

〔材料〕

灵芝3克，蜂蜜适量。

〔做法〕

1 将灵芝研磨成粉，装入茶包中，置于茶壶内，冲入沸水浸泡。

2 倒出茶汤，待晾至常温后，调入蜂蜜拌匀，代茶频饮。

原方为"灵芝丸"，由灵芝研粉后，制成蜜丸，早晚服用。本书改良简化了制作方法，直接泡饮，方便又有效。

专家箴言

灵芝是传统保健品，可益气血，安心神，止咳喘，且有滋补强壮、增强免疫、防癌抗癌、防治心肺病及肝病等功效，常用于眩晕不眠、心悸气短、虚劳咳喘、神疲乏力、免疫力低下、神经衰弱、失眠等。在美容方面，常服灵芝茶可延缓衰老，尤宜早衰体弱、皮毛不润者。古方记载其能"坚骨健筋，悦颜驻色，久服延寿"。

柏子仁茶

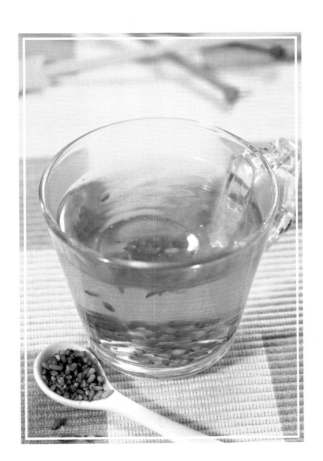

〔出处〕

《本草纲目》。

〔功效〕

滋养心血，令人悦泽，用于颜色憔悴、肌肤燥痒、虚烦失眠。

〔材料〕

柏子仁（去壳，研末）10克。

〔做法〕

柏子仁置于茶杯中，冲入温开水闷泡，代茶频饮。

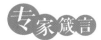

专家箴言

柏子仁为侧柏的种仁，也叫侧柏仁。可养心安神，止汗，润肠，常用于虚烦失眠、心悸怔忡、阴虚盗汗、肠燥便秘等。

《日华子本草》说柏子仁"治风，润皮肤"。《本草崇原》说它"久服令人润泽美色，耳目聪明，不饥不老，轻身延年"。《药品化义》说它"香气透心，体润滋血。主治心神虚怯，惊悸怔忡，颜色憔悴，肌肤燥痒，皆养心血之功也"。《本草纲目》说它"养心气，润肾燥，益智宁神，烧沥治疥癣"。

原方为柏子仁研末以黄酒或温开水冲服，故亦可用黄酒送服。

便溏、肠滑腹泻及痰多者忌服。

莲花美容方

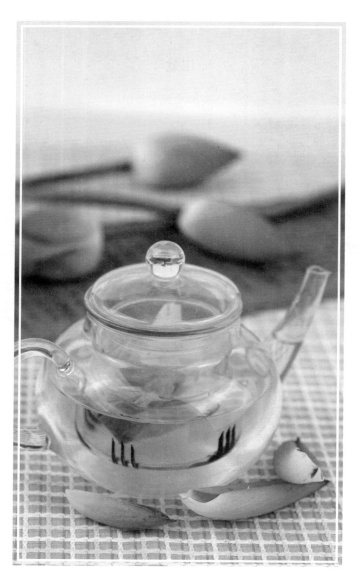

［出处］

《本草纲目》。

［功效］

益色驻颜，宁心安神，用于容颜憔悴衰老、湿热疮毒、烦躁失眠。

［材料］

莲花6克，莲藕粉8克，莲子粉10克。

［做法］

1 将莲花取瓣，洗净，切成碎末。

2 取莲花粉、莲藕粉、莲子粉混合，盛入茶包内。

3 将茶包置于茶壶中，冲入沸水，闷泡15分钟后饮用。每日1剂，代茶频饮。

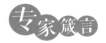

专家箴言

　　莲全身都是宝。《本草纲目》记载了莲花"服食驻颜"的方法："七月七日采莲花七分，八月八日采莲根（莲藕）八分，九月九日采莲实（莲子）九分，阴干捣筛。每服方寸匕，温酒调服。"（"方寸匕"为古代剂量单位，1方寸匕约为2.74毫升。"温酒"则为温热的黄酒）

　　原方为酒服，本书改良后，采用泡茶的方法，也能起到很好的美容功效，适合皮肤有湿热疮毒、容颜憔悴衰老、烦躁失眠者常饮。

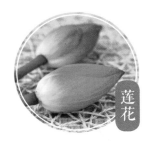

莲花

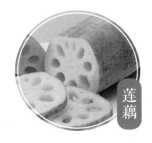

莲藕

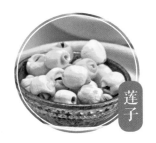

莲子

　　莲花味苦、甘，性凉，可凉血清心，散瘀止血，祛湿消风，常用于各类出血证及天疱湿疮、疥疮瘙痒等湿热毒火之证。《本草再新》中说莲花"清心凉血，解热毒，治惊痫，消湿去风，治疮疥"。《日华子本草》称莲花"镇心，益色驻颜"。

　　莲藕也叫莲根，味甘，性寒，可凉血散瘀，止渴除烦，最宜热病烦渴者调养。莲藕能散瘀血，生新血，养血生肌，可调治各类血证，对女性养颜、调经尤为有益。

　　莲藕除了直接做菜，也常打成藕粉，直接用来泡饮十分方便。

　　莲子也叫莲实，味甘、涩，性平，可补脾止泻，益肾涩精，养心安神，常用于脾虚久泻、遗精带下、心悸失眠。《本草纲目》说它"交心肾，厚肠胃，固精气，强筋骨，补虚损，利耳目"。莲子固气涩肠，故中满痞胀及大便燥结者慎用。

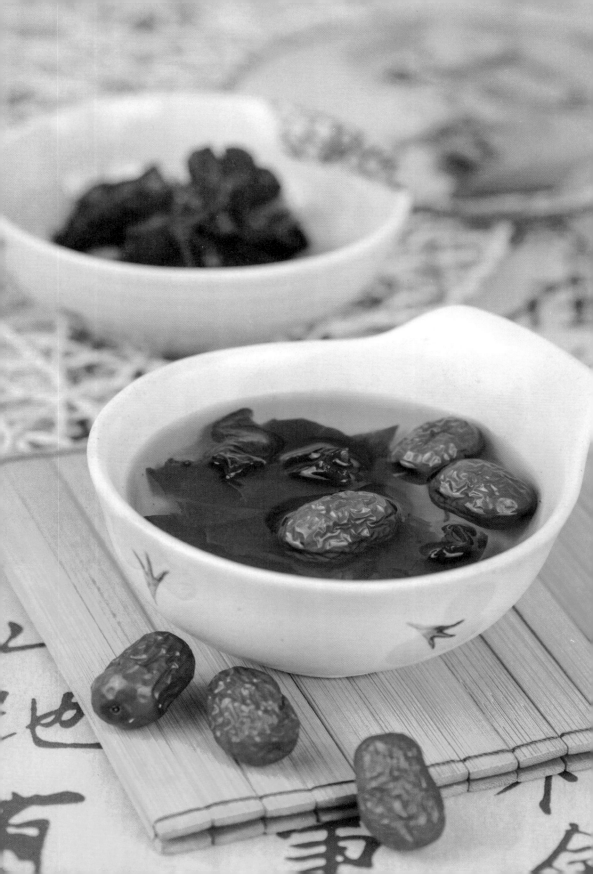

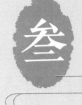

叁

美白祛斑，肤若凝脂白无瑕

用于肤黑暗沉以及蝴蝶斑、雀斑、老人斑等色素沉着。

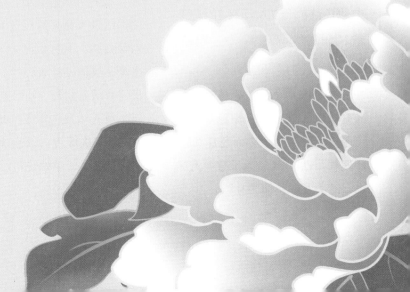

桃花粥

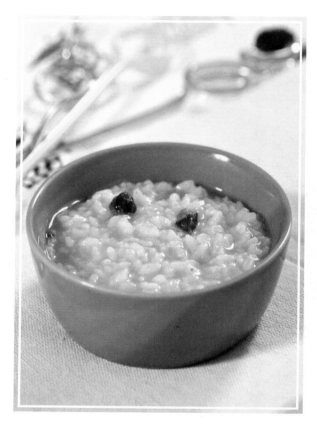

〔出处〕

《经验方》《粥谱》。

〔功效〕

祛斑养颜，排毒瘦身，用于肤色暗沉、面多瘀斑、便秘、水肿。

〔材料〕

干桃花3克（鲜品15克），粳米100克。

〔做法〕

将粳米淘洗干净后倒入锅中，加适量水烧开，改小火煮20分钟，放入干桃花继续煮10分钟即可。

《神农本草经》说桃花"令人好颜色"。《肘后备急方》说"服三树桃花尽，则面色红润悦泽如桃花也"。《备急千金要方》说它"美容颜，细腰身"。

专家箴言

桃花可活血化瘀，泻下通便，利水消肿。此粥适合气血瘀滞所致大便秘结、水肿胀满、痰湿肥胖、面色暗沉无光、各种色斑、疮疹、皮炎、肌肤不泽者食用。女性痛经、闭经者食用，有活血化瘀、通经止痛的效果。

桃花活血、泻下作用强，不宜久服常用，每周1～2次即可。气血虚弱、腹泻便溏者及经期血量多者、孕妇忌用。

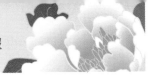

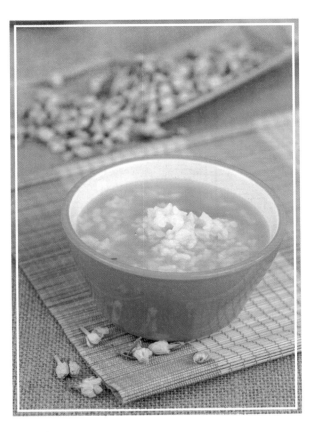

茉莉花粥

〔出处〕

民间验方。

〔功效〕

理气解郁，芳香除臭，去污除秽，净肤消斑，用于气滞不舒、瘀斑暗沉。

〔材料〕

茉莉花5克，粳米100克。

〔做法〕

1 将茉莉花放入锅中，加适量水煮20分钟，滤渣留汤。

2 汤中倒入淘洗净的粳米，煮至粥成。

《本草纲目拾遗》中说"茉莉花蒸取，气香味淡，其气上能透顶，下至小腹，解胸中一切陈腐之气"。

专家箴言

茉莉花可理气解郁，辟秽和中。因其芳香理气，润燥香肌，故可调节不良情绪，散陈气，除污秽，开脾胃，从而起到净化身心、改善暗沉气色、化解瘀滞色斑的作用。

此粥适合因心胸郁结不畅、情绪不佳所致面多瘀斑、肤色暗沉无光、口臭、口苦者食用，有食少腹胀、恶心呕吐、胃脘隐痛等胃部不适者也宜食用。

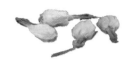

茉莉花

桑耳汤

〔出处〕

《摘玄方》。

〔功效〕

净肤排毒，用于面部黑斑。

〔材料〕

水发黑木耳50克。

〔调料〕

蜂蜜适量。

〔做法〕

黑木耳放入锅中，加适量水烧开，改小火煮2分钟，盛入碗中，待降至常温后，加入蜂蜜调味即成。

原方是将黑木耳焙干，研为末，每饭后热汤服3克。"治面上黑斑，一个月愈"。此处改良为汤饮，更为日常，口感味道也更好。

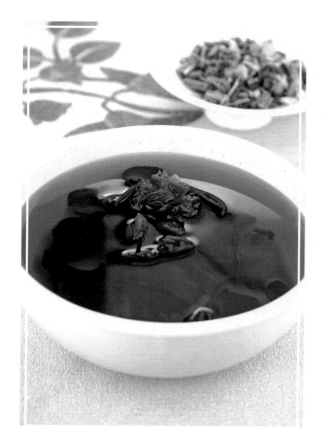

专家箴言

黑木耳也叫桑耳，可凉血止血，活血散结，是清洁肠道、解毒通便的良药。常食黑木耳可促进排毒，使人体肠道清洁，血液净化，从而淡化面部各类黑斑，令肌肤美白光泽、洁净无瑕。

黑木耳又被称为肠道"清道夫"，通便作用较强，故大便溏泄者不宜多吃。

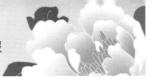

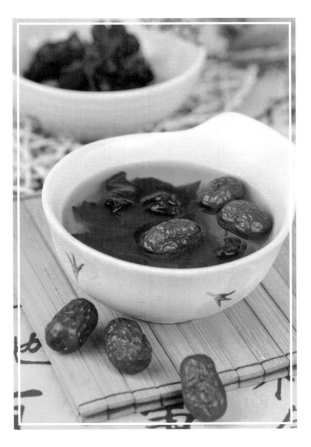

黑木耳大枣汤

〔出处〕

《民间方》。

〔功效〕

生新血，化瘀血，用于面部黑斑及面色无华。

〔材料〕

大枣、黑木耳各15克。

〔调料〕

蜂蜜适量。

〔做法〕

1 将黑木耳、大枣洗净，放入锅中，加适量水煮30分钟。

2 食材连汤倒入碗中，待常温后调入蜂蜜，拌匀食用。早晚各1次。

专家箴言

　　大枣可健脾益气，养血生肌；黑木耳可活血化瘀，净肠排毒。二者搭配润燥养颜的蜂蜜，可起到生新血、化瘀滞、润肌肤、养容颜、除黑斑的作用。

　　经常食用此汤，可调理气血不足及瘀滞状况，改善面色暗沉无华、面部黑斑及黄褐斑、老人斑，有贫血、失眠、烦躁等不适者也适合多吃。

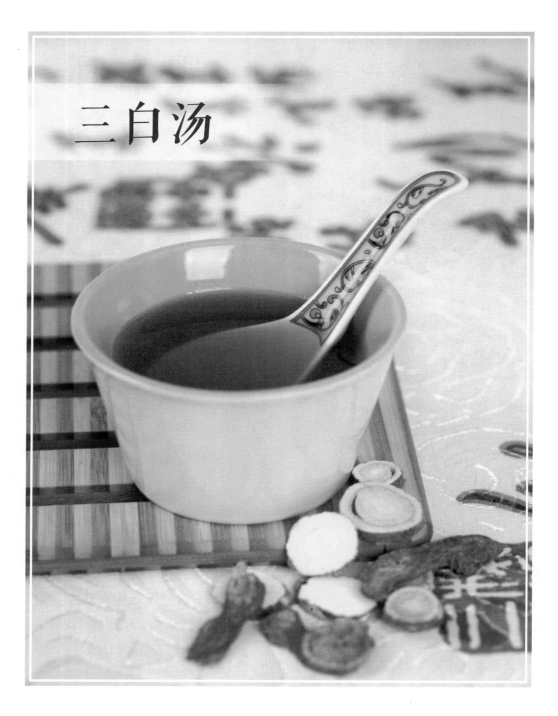

三白汤

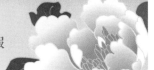

〔出处〕

《医学入门》。

〔功效〕

美白祛斑，用于色斑暗黄。

〔材料〕

白芍、白术、白茯苓各10克，甘草5克。

〔做法〕

将上述材料一起放入锅中，加适量水煎汁，过滤去渣后温服即可。

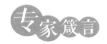

　　这是一个流传较广的中医美容方。最初用于治疗伤寒虚烦，后来发现可以补气益血，美白润肤，遂在民间流传开来。此方适用于气血虚寒导致的皮肤粗糙、面色萎黄、皮肤多黄褐斑、色素沉着等。

　　白术是补气首选药物，白芍是常用养血药，白茯苓是祛湿药。此"三白"也是美容养颜的常用材料，与甘草一起使用，可起到白净肌肤、延缓衰老的作用。

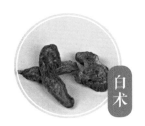
白术

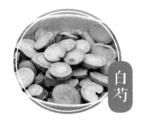
白芍

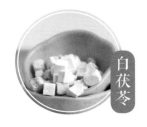
白茯苓

　　白术是常用补气药。可健脾益气，燥湿利水，常用于脾虚食少、泄泻便溏、痰饮水肿、倦怠少气、皮肤松弛下垂。阴虚燥渴、气滞胀闷者忌服。

　　白芍可平肝止痛，养血调经，敛阴止汗，常用于头痛眩晕、胁痛、腹痛、四肢挛痛、血虚萎黄、月经不调、自汗、盗汗等。虚寒腹痛泄泻者慎服。

　　白茯苓可利水渗湿，健脾宁心，常用于水肿尿少、痰饮眩悸、脾虚食少、便溏泄泻、心神不安、惊悸失眠等。虚寒精滑或气虚下陷者忌服。

杏仁茶

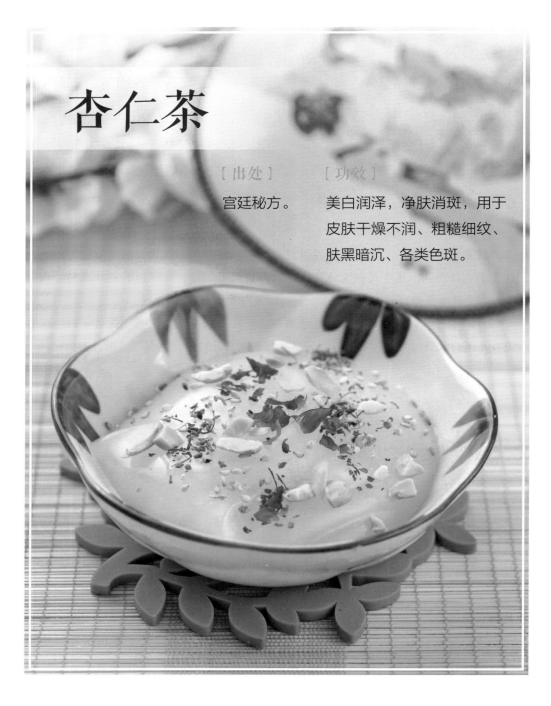

[出处]

宫廷秘方。

[功效]

美白润泽，净肤消斑，用于皮肤干燥不润、粗糙细纹、肤黑暗沉、各类色斑。

[材料]

杏仁粉20克，熟花生仁碎粒10克，熟芝麻5克，干玫瑰花瓣、干桂花各少许。

[调料]

淀粉20克，白糖30克。

[做法]

1 将杏仁粉、淀粉和白糖倒入调配碗中，加适量水调成稀溶液。

2 把稀溶液倒入奶锅中，用小火慢煮，边煮边搅拌，至煮沸、变成稠糊状。

3 将煮好的杏仁茶盛入碗中，撒上熟花生仁碎粒、熟芝麻、干玫瑰花瓣和干桂花即成。

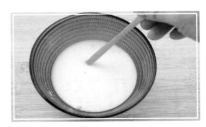

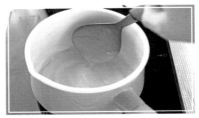

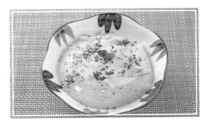

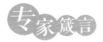

专家箴言

杏仁茶不仅是滋补益寿的佳品，也是传统的宫廷美容方。常食可营养润泽肌肤，美白祛斑，延缓皮肤衰老，使容颜净白无瑕、润泽如玉。此方尤宜肌肤粗糙不润、黄褐斑、老人斑及色素沉着过多、肤色黧黑、气色暗沉、枯槁多皱、面容早衰者，久服见效。阴血不足、贫血或气滞血瘀者也宜多吃。

杏仁茶较滋腻，油性较大，肥胖、血糖偏高、便溏腹泻者不宜多吃。

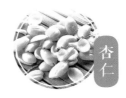

杏仁

美容用杏仁一般用甜杏仁，有很好的滋润性，是滋补养颜佳品，尤其对改善肤质、消除色斑、美白红润肌肤有益。除了食用，甜杏仁也常作为外用敷料或面膜，对皮肤有良好的润泽、美白、消斑作用。

银耳牛奶羹

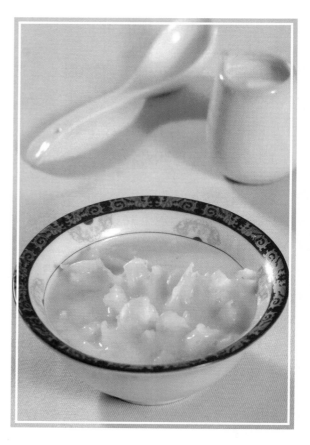

[出处]

民间验方。

[功效]

滋阴，润燥，美白，用于肌肤干燥失养、暗黑、色斑。

[材料]

水发银耳50克，牛奶200毫升，冰糖适量。

[做法]

将水发银耳择成小朵，和冰糖一起放入锅中，加适量水，小火煮至黏稠，再倒入牛奶，煮沸即成。

此羹吃完后剩下的汤汁也可以直接涂抹于面部有干燥、皱纹、鳌黑、色斑处，内外兼用效果更好。

专家箴言

银耳可补肺益气，养阴润燥，常用于肺虚咳喘、大便秘结，也是滋补强壮、抗衰老、美容颜的常用保健品。牛奶可润肌肤，养心肺，补虚羸，止烦渴，常饮令肌肤滋润美白、光泽洁净。

常食此羹，可抗皱，美白，淡化雀斑、黄褐斑，缓解皮肤干燥瘙痒。

风寒咳嗽者及湿热内蕴者不宜多吃。

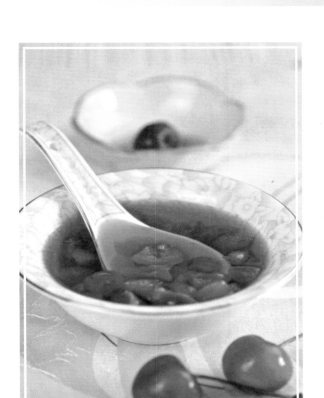

樱桃煎

〔出处〕

《饮膳正要》。

〔功效〕

补益脾气，滋润皮肤，净肤消斑，美人颜色，用于血虚贫血、面色不华、色斑多生。

〔材料〕

樱桃500克，冰糖适量。

〔做法〕

将樱桃洗净，去核，切碎，果肉和冰糖一起放入锅中，加适量水煎煮10分钟，盛出食用。

《滇南本草》说樱桃"治一切虚症，能大补元气，滋润皮肤，久服延年益寿。"《名医别录》说它"主调中，益脾气，令人好颜色，美志"。

专家箴言

　　樱桃可补血益气，祛风湿。在美容方面可用于血虚贫血、面色不华等，对面部雀斑、黄褐斑、老人斑等顽固性色斑可起到淡化作用，使皮肤更白嫩。

　　樱桃性温，故体热、上火及有热证者不宜多吃。

　　在内服的同时，也可以将樱桃煎汁直接擦涂于面部，能起到一定的抗皱消斑作用。

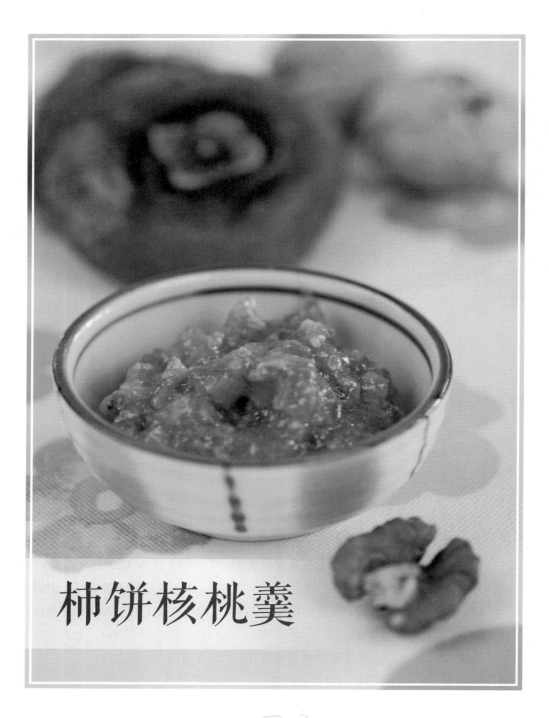

柿饼核桃羹

〔出处〕

民间验方。

〔功效〕

润肤，净肤，用于颜面黑斑、皮肤干皱枯槁。

〔材料〕

柿饼50克，核桃仁15克。

〔做法〕

将柿饼切碎，与核桃仁一起放入食品加工机，加适量水，搅打成糊状即可食用。

专家箴言

柿饼有去面部黑斑的作用，核桃仁则能滋养肌肤，防皱抗衰。二者合用，不仅口感很好，可作日常零食，还能起到润肺通肠、排毒养颜、美化肌肤的作用。

此羹适合面部黧黑、皮肤干皱枯槁、有雀斑、蝴蝶斑、黄褐斑、老人斑等各类黑斑者常食。

柿饼含糖量高，核桃仁则多油脂，故肥胖、糖尿病患者不宜多吃。

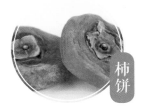

柿饼

柿饼味甘、涩，性寒，有润肺、涩肠的功效。在美容方面，经常食用柿饼，有治疗颜面黑斑的作用。《本草拾遗》中说它"日干者温补，多食去面皯（gǎn，皮肤黧黑枯槁），除腹中宿血。"脾胃虚寒、痰湿内盛者不宜多食。

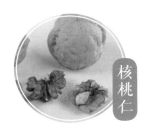

核桃仁

核桃仁味甘，性温，可补肾，温肺，润肠。在美容方面，因其富含油脂和维生素E等营养成分，故能滋养肌肤，改善皮肤干皱衰老、干燥瘙痒、毛发枯槁不泽等问题。《证类本草》说它"食之令人肥健，润肌，黑发"。核桃仁还可润肠通便，起到促进排毒的作用。肥胖多脂、肠滑腹泻者不宜多吃。

佛手桃花茶

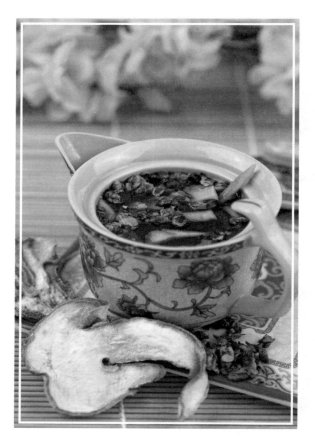

〔出处〕

民间验方。

〔功效〕

散瘀消斑，用于肝郁所致的面部蝴蝶斑。

〔材料〕

佛手6克，桃花3克。

〔做法〕

将佛手切丝后和桃花一起放入壶中，冲入沸水，加盖浸泡15分钟后代茶频饮。

此方也适合兼有心情抑郁不舒、胸胁胀满气痛、大便秘结者饮用，消除肝胃气滞效果较好。

专家箴言

佛手可疏肝解郁，理气和中，行气止痛，燥湿化痰，是常用的疏肝解郁药。

佛手搭配活血化瘀、排毒通肠的桃花，对肝郁气滞、血瘀所致的面部蝴蝶斑（也称肝斑）以及面色暗沉淤青有很好的调理效果。有胸胁胀闷疼痛、痛经、闭经、便秘者也宜饮用。

此方活血，泻下，腹泻者孕妇禁用。

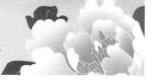

姜枣美容茶

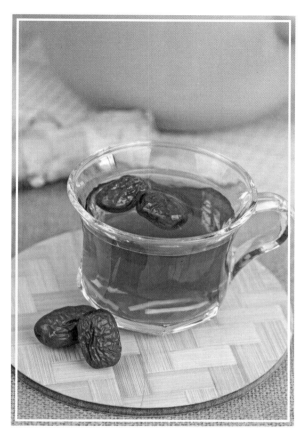

〔出处〕

《民间方》。

〔功效〕

养血活血，温中益气，调理脾胃，用于颜面无光、皮肤粗糙、多斑、多皱。

〔材料〕

大枣15克，生姜10克。

〔调料〕

红糖15克。

〔做法〕

1 将生姜洗净，切成丝；大枣去核，洗净。

2 锅中放入姜丝、大枣和适量水，小火煮30分钟，放入红糖调味，代茶频饮。

专家箴言

生姜可提振阳气，发汗解表，活血化瘀，美容消斑。大枣、红糖均有健脾益气、养血活血、红润气色的作用。

此茶是经典养颜方，适合气血不足、血虚失养或气血瘀滞所致面色暗沉无光、皮肤粗糙多皱、面部有黄褐斑、老人斑者饮用，兼能改善手脚冰凉、虚寒吐泻及痛经等不适。

体热火盛者不宜多饮。

茯苓蜂蜜饮

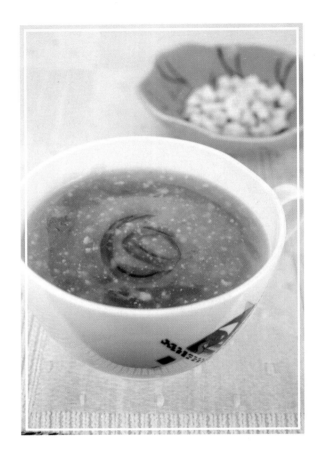

〔出处〕

《岳美中医案》。

〔功效〕

润肤，增白，消斑，用于面色黝黑、多斑、不华。

〔材料〕

茯苓15克，蜂蜜10克，牛奶适量。

〔调料〕

冰糖、水淀粉各适量。

〔做法〕

1 将茯苓捣碎，与冰糖一起放入锅中，加适量水，用小火煮15分钟，加水淀粉勾芡后倒入碗中。

2 晾至常温后，调入蜂蜜、牛奶，拌匀即可。

专家箴言

《红楼梦》中说茯苓霜"第一用人乳和着，每日早起吃一盅，最补人的；第二用牛奶子，万不得，滚白水也好"。可见，茯苓是女性传统的日常美容保养品。

茯苓利水渗湿，可美白肌肤，淡化各种色斑，改善水湿停聚所致皮肤黝黑、油腻、粗糙、面色不华、黑斑等皮肤问题。此方也可以直接涂于面部有黑斑处，可淡化色斑。

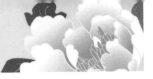

枸杞
地黄茶

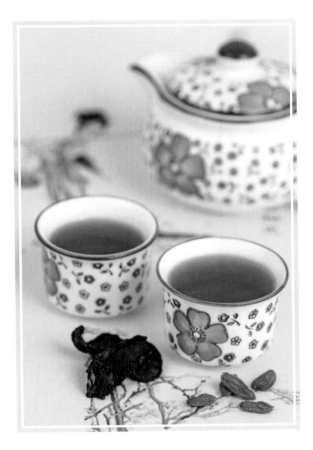

〔出处〕

《太平圣惠方》。

〔功效〕

补益阴血，润燥生津，用于血虚、血瘀或肝热所致面色黧黑、多雀斑或蝴蝶斑。

〔材料〕

枸杞子10克，生地黄20克。

〔做法〕

将生地黄捣碎，和枸杞子一起装入茶包，置于茶壶中，冲入沸水，闷泡15分钟后，代茶频饮。

原方为枸杞子、生地黄研末含服，每服10克，每日3次，"久则童颜"。本书改为泡饮，效果也不错。

专家箴言

枸杞子滋补肝肾，养血益精。《药性论》说它"能补益精诸不足，易颜色，变白，明目，安神"。用于美容可润肤消斑，改善血虚萎黄、面色暗沉多斑等症状。

生地黄为散血药，可清热凉血，养阴生津，润燥净肤，常用于内热烦渴、胃热吐逆、发斑发疹。《本草新编》说："生地，凉头面之火，清肺肝之热。"

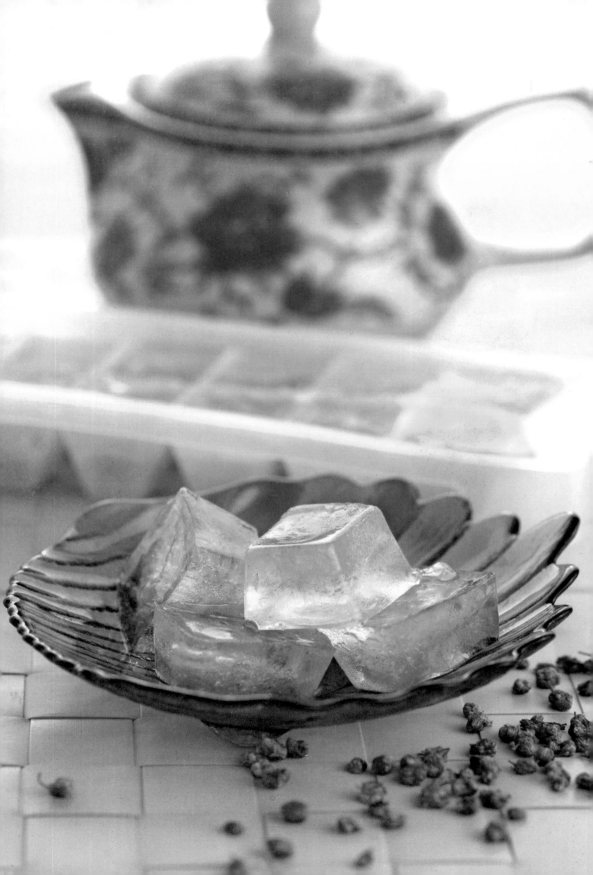

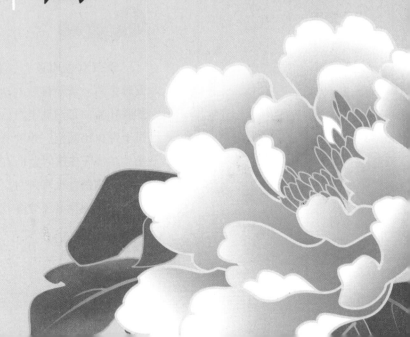

肆

去油除痘，洁净清透芙蓉面

用于皮肤油腻不洁、毛孔粗大、痤疮、热毒痈肿。

薏苡仁粥

〔出处〕

《本草纲目》。

〔功效〕

解毒除湿，用于痤疮、皮肤粗糙、蝴蝶斑、扁平疣等。

〔材料〕

薏苡仁50克。

〔做法〕

将薏苡仁淘洗干净，加适量水，煮成粥食用。每日1次，代早餐用。

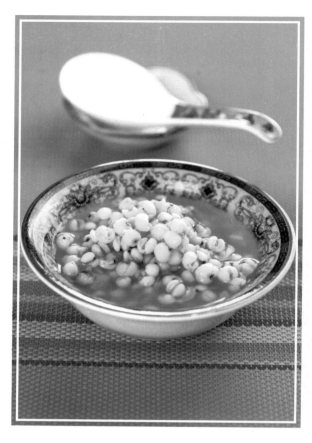

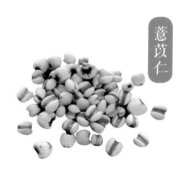

薏苡仁

专家箴言

　　薏苡仁也叫苡仁、薏米，有利水渗湿、健脾止泻、清热排脓的功效。薏苡仁是传统的美容佳品，可润肤美白，消脓疮，除色斑，常用于青少年痤疮、疖肿有脓，对黄褐斑、扁平疣、湿疹等皮肤问题也有防治和改善作用。

　　此粥汤汁也可外用，直接涂抹于患处。

　　津少便燥者不宜多吃。此粥滑利，孕妇慎食。

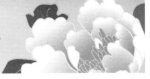

牛蒡生地粥

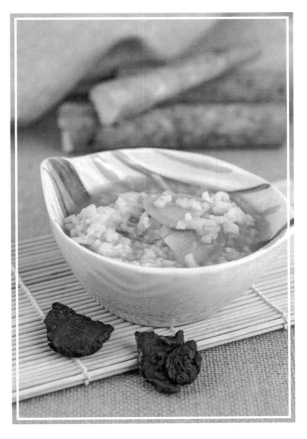

〔出处〕

《普济方》。

〔功效〕

养血，清热，解毒，用于诸疮肿毒。

〔材料〕

牛蒡根、粳米各100克，生地黄30克。

〔做法〕

1 牛蒡根去皮，切片后用清水浸泡30分钟。

2 锅中放入生地黄，加适量水，小火煮30分钟，滤渣留汤，倒入粳米和牛蒡片，继续煮至粥稠即可。

专家箴言

牛蒡根味苦、微甘，性凉，可散风热，消毒肿，常用于热毒面肿、咽喉肿痛、齿龈肿痛、风湿痹痛、痈疖恶疮等。尤宜痤疮疖肿兼有热毒肿痛、烦热口渴者。

生地黄是清热生津、凉血止血的良药。与牛蒡根合用，可清热解毒，除疮消肿，适合因热毒壅盛所致的痤疮、疖肿者。

此粥偏寒凉，虚寒腹泻者不宜多吃。

牛蒡根

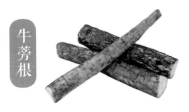

薄荷银花绿豆粥

[出处]

民间验方。

[功效]

清热排脓，利湿排脓，用于各类痤疮疖肿、湿疹、皮炎。

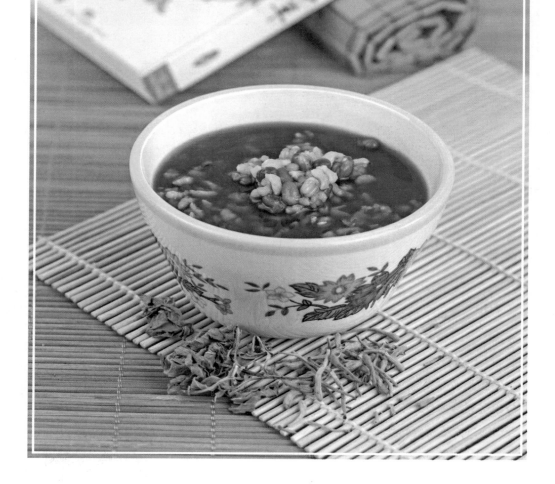

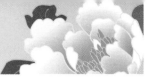

〔材料〕

粳米100克，绿豆20克，金银花、薄荷各5克。

〔调料〕

白糖适量。

〔做法〕

1 绿豆和粳米分别淘洗干净；金银花、薄荷装入茶袋中。

2 锅中放入茶袋和绿豆，加适量水，小火煮20分钟，取出茶袋，倒入粳米，继续煮至粥成。吃时加入白糖调味。

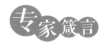专家箴言

此粥可解热毒，消痈肿，除脓疮，适合皮肤油腻不洁、毛孔粗大、多黑头、痤疮、疖肿、风疹、脂溢性皮炎者常食，尤宜痤疮疖肿有白色脓头、红肿热痛者。

此粥也是夏季湿热火盛时的防病养肤佳品，对夏季烦热口渴、头痛目赤、咽喉肿痛以及皮肤湿疹、痱子、瘙痒等均有一定的防治作用。此汤汁还可以直接擦洗、涂抹于患处。

脾胃虚寒、便溏者不宜多吃。

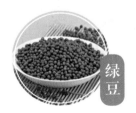

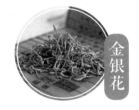

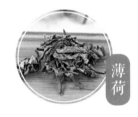

绿豆味甘，性寒，可清热解毒，消暑利湿，常用于暑热烦渴、疮毒痈肿等。《本草纲目》说它："治痘毒，利肿胀。"《本草求真》说它"性善解毒，故凡一切痈肿等症无不用此奏效"。

金银花味甘，性寒，可清热解毒，凉散风热，常用于痈肿疔疮、咽喉肿痛、热毒血痢、温病发热等。其有抗菌消炎作用，是防治各类皮肤炎症、感染、过敏的解毒良药。外用洗肤也很有效。

薄荷味辛，性凉，可宣散风热，清头目，透疹。常用于头痛目赤、喉痹、口疮、风疹、麻疹、胸胁胀闷等。尤宜化解因风热所致的各类头面肿痛，是清利头目的良药，也有助于化解油腻，令皮肤清爽。

栀子粥

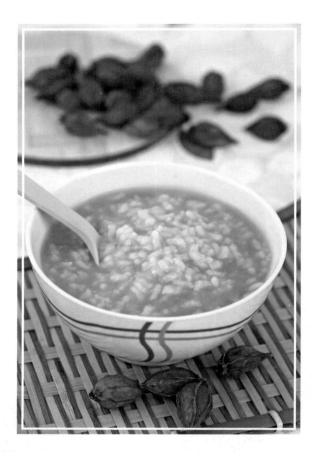

〔出处〕

《普济方》。

〔功效〕

清热泻火，凉血解毒，用于毒火炽盛、疮疡肿痛、热病心烦、小便短赤。

〔材料〕

栀子5克，粳米100克。

〔做法〕

1 将栀子捣碎后装入茶袋。

2 锅中放入茶袋，加适量水，小火煮20分钟，取出茶袋，倒入粳米，继续煮至粥成。

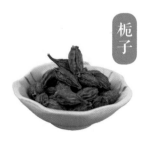

栀子

专家箴言

栀子味苦，性寒，可清热，泻火，凉血，常用于热病虚烦不眠、黄疸、淋病、消渴、目赤、咽痛、热毒疮疡及各类出血证。《神农本草经》说它："主五内邪气，胃中热气，面赤，酒疱皶鼻，白癞，赤癞，疮疡。"有热毒疖疮的青少年尤宜。

脾虚便溏者忌服。

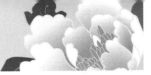

蒲公英菊花粥

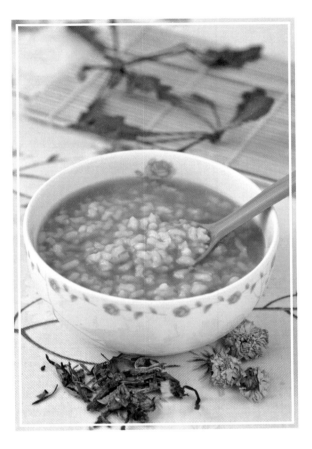

〔出处〕

民间验方。

〔功效〕

抗菌消炎，抗感染，用于各类毒火痈疮、红肿热痛。

〔材料〕

蒲公英、菊花各4克，粳米100克。

〔调料〕

白糖适量。

〔做法〕

1 将蒲公英、菊花装入茶袋中；粳米淘洗干净。

2 锅中放入茶袋，加适量水，小火煮20分钟，取出茶袋，倒入粳米，继续煮至粥成。吃时加白糖调味。

专家箴言

蒲公英清热解毒，消痈散结，用于各类毒火疮肿。《本草正义》说它"治一切疔疮、痈疡、红肿热毒诸证，可服可敷，颇有应验"。《滇南本草》说它"敷诸疮肿毒，疥颓癣疮"。菊花可散风清热，平肝明目，对于热毒疮疡、红肿热痛之症尤有良效，既可内服，又可捣烂外敷。

此粥较苦寒，体质虚寒泄泻者慎用。

枇杷叶菊花粥

[出处]

《圣济总录》。

[功效]

解毒净肤，用于各类疔疮肿毒、痈肿疮疡。

[材料]

枇杷叶、菊花各4克，粳米100克。

菊花

[调料]

冰糖适量。

[做法]

1 将枇杷叶和菊花装入料包中；粳米淘洗干净。

2 锅中放入料包，加适量水，煮20分钟，去掉料包，倒入粳米，继续煮至粥稠，放入冰糖略煮即成。

枇杷叶

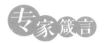

专家箴言

枇杷叶味苦，性微寒，可清肺止咳，降气化痰，常用于肺热咳嗽、气逆喘急、胃热呕逆、烦热口渴。《本草纲目》说它"善下气，气下则火降痰顺"。《食疗本草》说它"煮汁饮，主渴疾，治肺气热嗽及肺风疮，胸、面上疮"。

菊花味甘、苦，性微寒，可散风清热，平肝明目，常用于风热感冒、头痛眩晕、目赤眼花。《神农本草经》说它"主诸风头眩、肿痛，目欲脱，泪出，皮肤死肌，恶风湿痹，利血气"。菊花为清热解毒之要药，主要用于热毒疮疡、红肿热痛、疔疮脓肿，内服、外敷均宜。

此粥可洁净肌肤，疏风退热，解毒消炎，适合肌肤油腻、痤疮多发以及各类疖肿痈疮者常食。此外，有烦热口渴、风热感冒咳嗽、眩晕头痛、高血压、糖尿病者也宜食用此粥。

脾胃虚寒者不宜多吃。

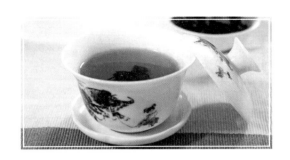

延伸用法：治酒渣鼻方

〔出处〕

《本事方》。

〔功效〕

治肺风鼻赤、酒渣鼻。

〔材料〕

干枇杷叶、茶叶各适量。

〔做法〕

将干枇杷叶研成末，与茶叶一起用沸水闷泡，代茶频饮。外涂亦可。

延伸用法：痘疮溃烂方

〔出处〕

《摘元方》。

〔功效〕

治痘疮溃烂。

〔材料〕

干枇杷叶适量。

〔做法〕

干枇杷叶煎汁，洗脓疮、溃疡处。

拌葵菜

[出处]

《普济方》。

[功效]

解毒，利湿，排脓，用于热毒发疮、火疮带白浆、头面痤疮此起彼伏。

[材料]

葵菜250克，大蒜15克。

[调料]

生抽、米醋各10克，白糖、鸡精、香油各适量。

[做法]

1 将葵菜择洗干净，切段；大蒜剁成蒜茸备用。

2 将葵菜段焯水后投入冰水中过凉，沥水，装盘。

3 放入蒜茸和所有调料，拌匀即成。

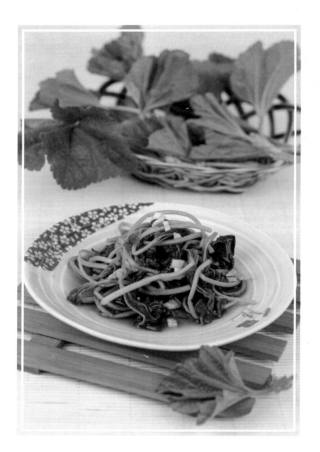

专家箴言

　　葵菜也叫红菜头、滑菜、冬葵叶，味甘，性寒，可利水，滑肠，下乳，解毒排脓，消散痈肿，尤其适合痈疽毒热内攻、脓出未畅者。此外，有热解便秘、小便不利、水肿、乳房肿痛等症状者也宜食用。

　　葵菜寒凉滑利，脾胃虚寒泄泻者及孕妇勿食。

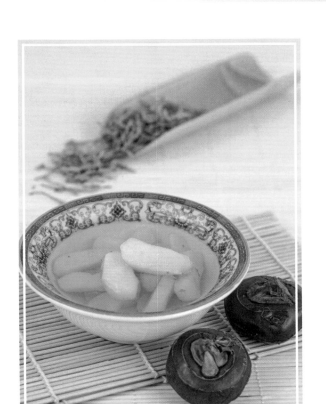

荸荠银花汤

〔出处〕

民间验方。

〔功效〕

清热生津，解毒，用于痤疮及各类疮毒脓肿。

〔材料〕

鲜荸荠500克，金银花30克。

〔调料〕

白糖适量。

〔做法〕

1 鲜荸荠去皮，切片。

2 金银花盛入茶包中，与荸荠一起放入锅中，加适量水，小火煮30分钟。

3 去掉金银花茶包，加入白糖调味即可。

专家箴言

荸荠也叫马蹄，味甘，性平，可清热利湿，化痰消积，常用于热病伤津烦渴、咽喉肿痛、小便不利、湿热毒火疖肿等。《本草再新》说它"清心降火，补肺凉肝，消食化痰，破积滞，利脓血"。

金银花也是清热解毒的常用品，与荸荠合用，尤宜痤疮囊肿或继发感染，兼有口干津少、小便短赤等火盛症状者。

虚寒腹泻及血虚者慎服。

冰糖苦瓜汤

〔出处〕

民间验方。

〔功效〕

退热清火，去油净肤，用于皮肤油腻、疮疖痈肿。

〔材料〕

苦瓜250克。

〔调料〕

冰糖适量。

〔做法〕

1 苦瓜去瓤，洗净，切条，加冰糖一起加水煮汤，至苦瓜煮熟，吃苦瓜喝汤。

2 外用时可用苦瓜挤汁，擦涂于疮疖痈肿处，连用数日有效。

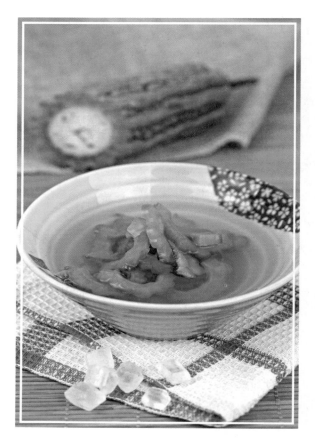

专家箴言

苦瓜味苦，性寒，可清热解毒，常用于中暑发热、肠炎痢疾、痈肿丹毒、恶疮、目赤肿痛等，外用可治痱子、疔疮疖肿。《滇南本草》说它"治丹火毒气，疗恶疮结毒，或遍身已成芝麻疔疮疼难忍"。此汤适合毒火内盛、皮肤油腻粗糙、痤疮疖肿反复发作者，内服外用效果更好。夏季暑热时尤宜。

脾胃虚寒者不宜多吃。

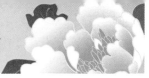

海带绿豆杏仁汤

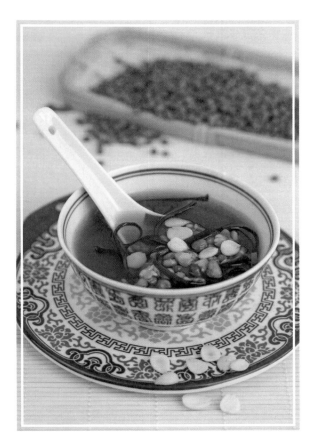

〔出处〕

民间验方。

〔功效〕

化痰散结，排毒润肤，用于痰瘀凝结、毒火炽盛所致痤疮、疔肿、湿疹。

〔材料〕

海带50克，绿豆20克，甜杏仁10克。

〔做法〕

1 将海带洗净，切丝；绿豆、甜杏仁分别洗净。

2 锅中先放入绿豆，加适量水，煮20分钟，再放入海带丝和甜杏仁，继续煮至绿豆熟烂即可。

专家箴言

　　海带味咸，性寒，可软坚散结，消痰，利水。《神农本草经疏》说它"咸能软坚，其性润下，寒能除热散结，故主十二种水肿、瘿瘤聚结气、瘘疮"。

　　绿豆清热解毒，杏仁润燥化痰、美白消斑。二者与海带同用，既能排毒，又可润肤，对调理易患痤疮的油性肌肤十分有益。

　　脾胃虚寒者不宜多吃。

翠衣绿豆汤

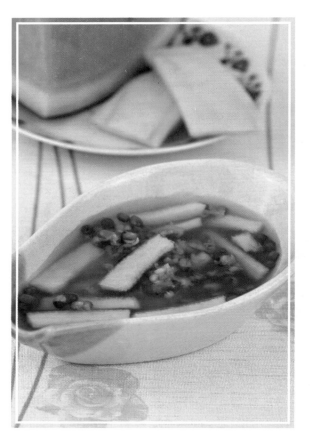

〔出处〕

民间验方。

〔功效〕

清热凉血，解毒利湿，用于痤疮及暑热疖肿、湿毒皮疹。

〔材料〕

绿豆30克，西瓜翠衣（外瓜皮与红色果肉之间的翠绿部分）250克。

〔做法〕

1 西瓜翠衣洗净，切成条。

2 先将绿豆加水煮25分钟，再放入西瓜翠衣，继续煮5分钟即可。

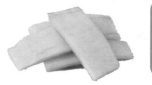
西瓜翠衣

专家箴言

西瓜翠衣是清热解暑、生津利尿、泄热除烦的天然良药，常用于暑热烦渴、小便短赤、咽喉肿痛或口舌生疮、浮肿等。

绿豆解百毒，消疮痈，润皮肤，搭配西瓜翠衣，适合夏季皮肤油腻不洁、湿热毒火壅盛所致痤疮、疖肿有脓、皮疹者调理。

中寒湿盛、脾胃虚寒泄泻者不宜多吃。

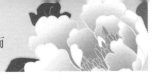

野菊银花茶

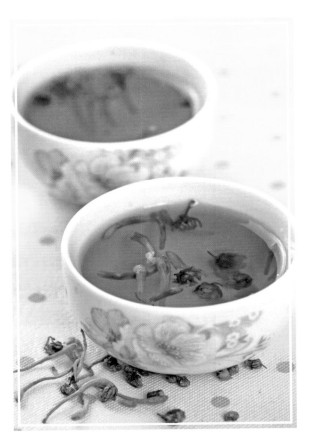

〔出处〕

民间验方。

〔功效〕

杀菌消炎，解毒退热，用于皮肤痈肿、疮疖、毒疹。

〔材料〕

野菊花、金银花各3克。

〔调料〕

冰糖20克。

〔做法〕

将野菊花、金银花和冰糖放入茶壶中，冲入沸水，加盖闷泡15分钟后倒出饮用。每日代茶频饮。

野菊花味道很苦，怕苦者用量宜少，多加冰糖调味，也可加蜂蜜。

专家箴言

野菊花味苦、辛，性微寒，可清热泻火，解毒疗痈，消肿止痛，用于美容可消除面部毒火疮肿。搭配清热解毒的金银花，适合皮肤油腻不洁、毛孔粗大、易上火生痤疮及过敏起疹、咽喉肿痛、口腔溃疡者，青少年体质偏热、油性肌肤者尤宜。此茶既可内饮，又可外洗患处，均有良效。

此茶苦寒，虚寒腹泻者忌用。

荷叶山楂薏仁茶

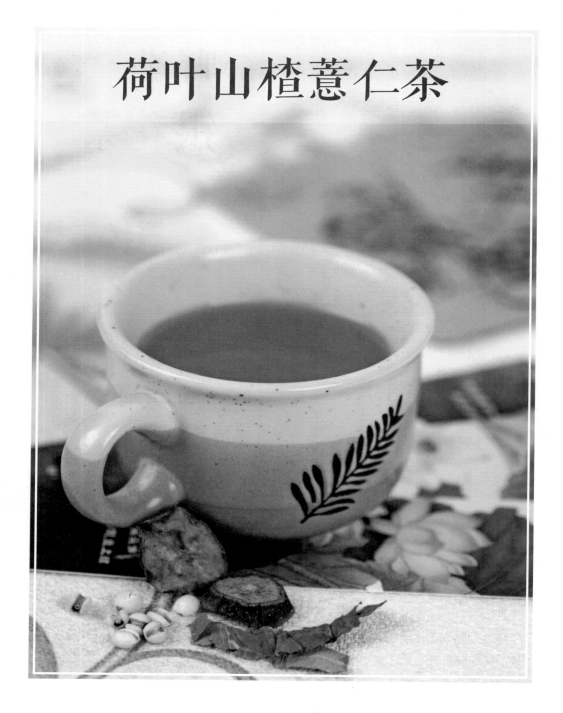

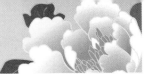

[出处]

民间验方。

[功效]

消积化痰，祛湿消肿，用于痰湿及湿热所致的皮肤油腻、疮疖痈肿。

[材料]

干荷叶5克，干山楂15克，薏苡仁20克，冰糖适量。

[做法]

1 将干荷叶、干山楂、薏苡仁一起装入茶袋中。

2 锅中放入茶袋和冰糖，加适量水，大火烧开，改小火煮30分钟，代茶饮。

专家箴言

荷叶除湿热水肿，山楂化油腻积滞，搭配利湿、清热、排脓的薏苡仁，可调理痰湿及湿热体质，改善皮肤油腻不洁、痤疮连绵、疖肿有脓等问题，令皮肤更光洁净白。

此茶也有良好的通利大小便、减肥、降血脂效果，可作为瘦身茶饮用。

此茶多饮易耗气，脾虚泄泻者不宜多饮。

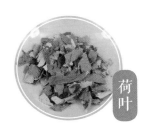

荷叶

荷叶是清湿热、去油脂、利小便、消水肿的良药。适合高血压、高血脂、肥胖、水肿、小便短赤、暑热烦渴、头昏脑涨者。《本草崇原》中说它治"痘疮倒靥（指痘疮不能结痂）"。皮肤油腻、湿热内蕴、疮脓不出者可多用。

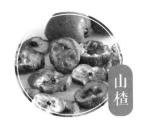

山楂

山楂味酸、甘，性微温，可消食健胃，行气散瘀，常用于肉食积滞、泻痢腹痛、瘀血经闭等。尤宜肉食过多、食积腹胀、肥胖多脂、皮肤油腻者常食。《唐本草》中说它"汁服主利，洗头及身上疮痒"。

芦荟饮

〔出处〕

民间验方。

〔功效〕

缓泻通便，排毒养颜，用于皮肤油腻不洁、痤疮多生、疖肿癣疹、过敏皮炎。

〔材料〕

芦荟肉30克。

〔调料〕

白糖（或蜂蜜）适量。

〔做法〕

1 切取一段芦荟（约6厘米长），洗净，先切去两侧硬边，再片去一侧外皮，切取芦荟肉，切成粗条。

2 把芦荟条放入打汁机中，加适量水搅打成汁。

3 饮用前调入白糖（或蜂蜜），拌匀即可。

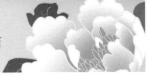

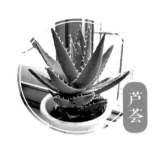

芦荟

专家箴言

此饮适合面部油腻不洁、毛孔粗大、多油缺水者改善肤质，对有痤疮、疖子、脓肿、湿疹、顽癣、色斑、痱子者，内饮外敷均有良效。夏季湿热火盛时尤宜。

湿热内蕴、肥胖多脂、热结便秘者饮用可排毒通便，瘦身减肥。如有风火热毒所致口疮、牙肿、目赤、咽痛者，也宜饮用。

此饮泻下作用强，脾胃虚寒、腹泻、便溏者及孕妇禁用。

延伸用法：芦荟修复方

将芦荟汁直接涂抹于皮肤疮痈疹癣、红肿瘙痒处，可促进康复，美化肌肤。皮肤有晒伤、烫伤、痘疮印、疤痕、蚊叮虫咬等皮肤损伤者，常涂芦荟汁可促进修复皮损。

芦荟是一味缓泻药。其味苦、性寒，可清肝热，泻下通便，杀虫，常用于热结便秘、烦躁、目赤、痈疖肿毒、湿热疹癣等。《本经逢原》说它"治头项顽癣甚效"。用于美容时，可保湿补水，抗菌消炎，防晒消斑，缓解皮痒，治疮癣、蚊叮虫咬等，是养护肌肤、修复皮损的天然良药。

芦荟叶除去外表绿色硬皮，取白色带黏液的叶肉使用。其所含芦荟胶是许多保湿护肤品的有效成分，有很好的美容作用，外用效果好。不妨在家中养一盆芦荟，既可观赏，又能随时取叶美容。

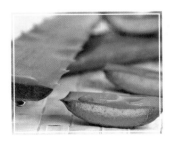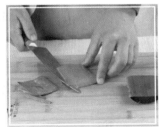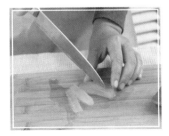

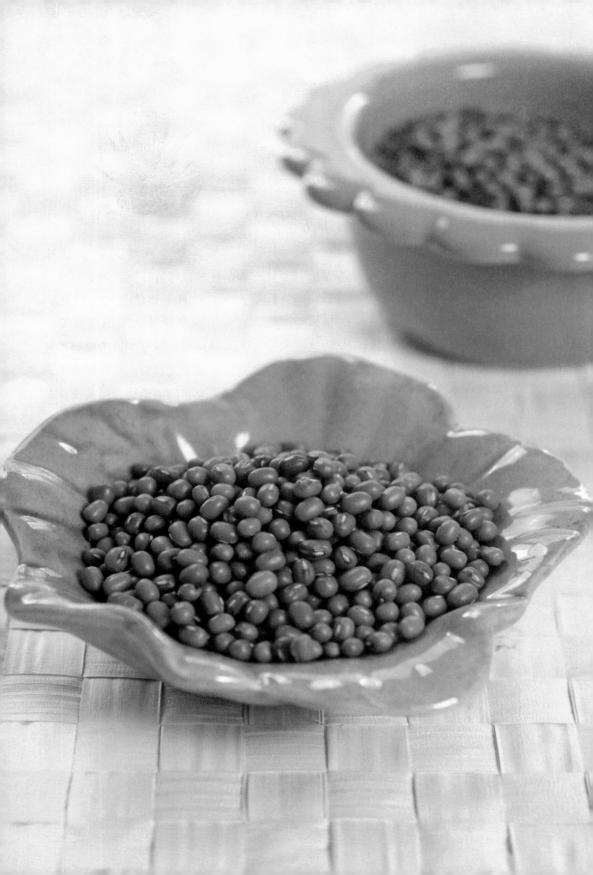

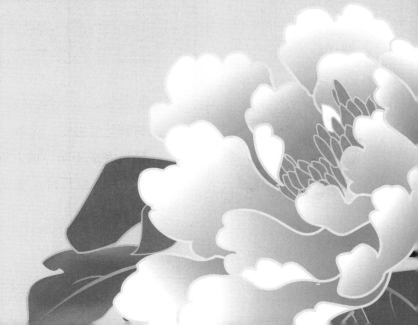

伍

净肤解毒，过敏癣疹快消退

用于皮肤过敏、皮疹、风疹、瘙痒、顽癣等皮肤病。

丝瓜粥

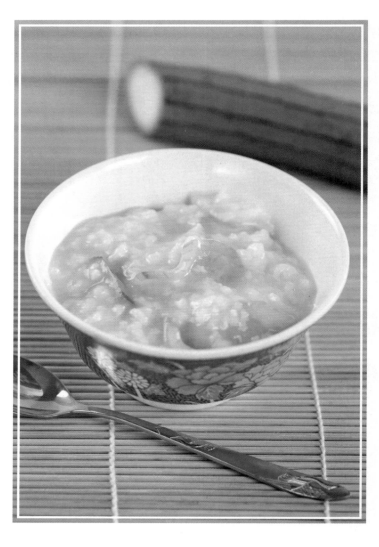

〔出处〕

《随息居饮食谱》。

〔功效〕

清热解暑，化痰通络，用于热病烦渴、疔疮痈肿、皮肤瘙痒等皮肤病。

〔材料〕

鲜丝瓜150克，粳米100克。

〔调料〕

盐适量。

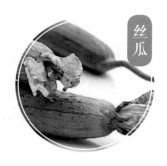

丝瓜

〔做法〕

1 将鲜丝瓜去皮，洗净，切片备用。

2 粳米淘洗干净，放入锅中，加适量水煮至粥稠，放入丝瓜片，略煮，加盐调味即成。

专家箴言

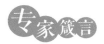

丝瓜古称天罗，味甘，性凉，有清热解毒、凉血祛风、化痰通络、安胎通乳的功效，常用于热病烦渴、疔疮痈肿、肠风痔漏、血淋尿血、乳汁不通等。

丝瓜又被称为"美容瓜"，常食可使皮肤洁净美白，水嫩柔滑，并可防治皮肤痈肿疮毒。《本草纲目》说它"去风化痰，凉血解毒，杀虫，通经络，行血脉，下乳汁；治……痈疽疮肿，痘疹胎毒"。《随息居饮食谱》中说它"老者入药，能补能通。化湿除黄，息风止血"。

丝瓜除了食用外，外用也有很好的美容效果。丝瓜茎中的汁液又名天罗水，是名符其实的"美容水"，可活血通络，清热解毒，消炎润肤。外用于皮肤，不仅可以祛除痤疮、雀斑、蝴蝶斑等，还可以滋润保湿，防止起皱纹，对防治风疹、疔疮等皮肤病也有良效。现代美容保养品中也常用到丝瓜汁。

有条件的可以在房前屋后多种几棵丝瓜，随时取用。

延伸用法：天罗美容水

〔材料〕

丝瓜茎汁液30毫升。

〔做法〕

洗脸后，用丝瓜茎汁液反复涂抹面部。

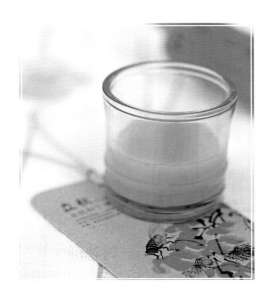

民间认为，取丝瓜茎汁液以在"立秋"这一天为最好。取汁液的方法：取成熟丝瓜的茎藤，切断后垂直插入瓶中，放置一夜后即取得汁液。丝瓜茎汁液放入冰箱中冷藏，以防变质。如果没有条件取新鲜丝瓜茎汁液，可用丝瓜榨汁，美容效果也不错。

牛蒡粥

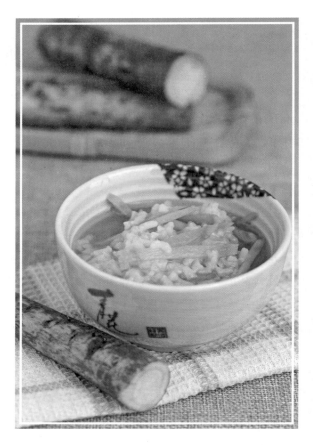

〔出处〕

《医部全录》。

〔功效〕

清热解毒，健脾通肠，用于热毒面肿、痈疖恶疮。

〔材料〕

牛蒡根、粳米各100克。

〔做法〕

1 将牛蒡根去皮，洗净，切成丝，用凉水浸泡。

2 粳米淘洗净，倒入锅中，加适量水，煮20分钟，放入牛蒡根丝，继续煮10分钟即成。

　　《名医别录》说牛蒡根"（疗）面肿，消渴，热中，逐水"。《药性论》中说牛蒡："根，细切如豆，面拌作饭食之，消胀壅。又能拓一切肿毒。"

专家箴言

　　牛蒡根味苦，性寒，可散风热，消毒肿，常用于热毒面肿、咽喉肿痛、风湿痹痛、痈疖恶疮等。

　　牛蒡根的粗纤维含量极高，有促进通便排毒的作用，适合便秘、肥胖、高血压、高血脂、糖尿病及癌症患者常食，尤宜诸疮肿毒兼有肥胖者。

　　脾胃虚寒泄泻者不宜多吃。

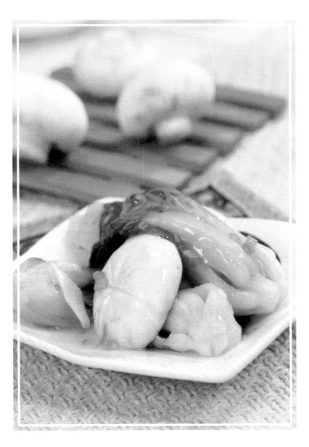

口蘑炒油菜

〔出处〕

民间验方。

〔功效〕

凉血散血，解毒消肿，用于热毒疮肿、风疹皮痒、乳痈。

〔材料〕

油菜250克，口蘑50克，葱花少许。

〔调料〕

盐、鸡精各适量。

〔做法〕

1 油菜择洗干净；口蘑洗净，在顶端切十字刀，焯熟。

2 锅中倒入油烧热，下葱花炝锅，放入油菜煸炒煮熟，倒入口蘑炒匀，加盐、鸡精调味即可。

专家箴言

　　油菜古称芸薹、芸苔、青菜，可凉血散血，解毒消肿。《唐本草》说它"主风游丹肿，乳痈"。《本草纲目》说它"治瘰疬，豌豆疮，散血消肿"。《普济方》说它"治风疹痒不止"。可用于丹毒、热疮、风疹、乳痈等热毒疮肿，内服外用均宜。外用即将菜叶捣烂或取汁，敷于皮肤患处。

　　阳虚肠滑者不宜多吃。

冬瓜薏仁汤

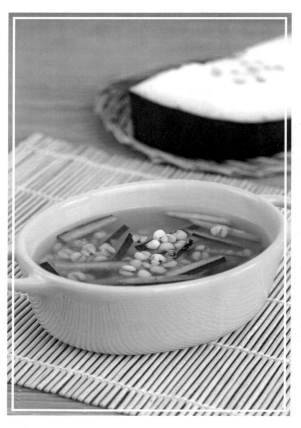

〔出处〕

民间验方。

〔功效〕

健脾除湿，用于湿疹、荨麻疹、扁平疣及痤疮。

〔材料〕

带皮冬瓜100克，薏苡仁30克，车前草15克。

〔做法〕

1 将冬瓜（保留外皮）去瓤，洗净，切条。

2 将车前草盛入料包中，与薏苡仁、带皮冬瓜一起放入锅内，加适量水，煮至薏苡仁熟烂。

3 去掉车前草料包，取冬瓜薏苡仁汤食用。

专家箴言

冬瓜可利水消痰，清热解毒。《神农本草经》说它"令人悦泽好颜色，益气不饥"。《日华子本草》说它"消热毒痈肿，切摩痱子"。冬瓜皮利尿消肿、利水祛湿的作用更强，《本草再新》说它"走皮肤，祛湿追风"。

薏苡仁健脾利湿，清热排脓。车前草清热凉血，解毒利尿。二者与冬瓜合用，可防治湿疹、荨麻疹、扁平疣及各类痈肿疮毒。

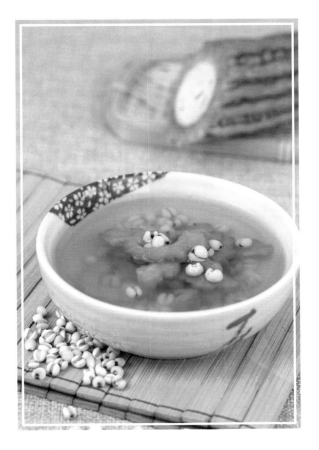

薏仁炖苦瓜

〔出处〕

民间验方。

〔功效〕

清热解毒，利尿排脓，用于湿热所致的皮肤湿疹、疮痈等皮肤病。

〔材料〕

苦瓜150克，薏苡仁30克。

〔调料〕

白糖适量。

〔做法〕

1　将苦瓜去瓤，洗净，切片。

2　将薏苡仁淘洗干净，放入锅中，加入适量水，小火煮30分钟，放入苦瓜片和白糖，继续煮5分钟即成。

专家箴言

薏苡仁可健脾渗湿，清热排浓，常用于湿热脓疮、扁平疣等皮肤病。

苦瓜清热解毒，常用于热病烦渴、痈肿丹毒、恶疮、风火赤眼等。《滇南本草》说它"治丹火毒气，疗恶疮结毒，或遍身已成芝麻疔疮疼难忍"。

此汤善防治湿热毒火所致湿疹瘙痒、脓疮痈肿等皮肤病。

脾胃虚寒者及孕妇不宜多吃。

荷叶绿豆汤

〔出处〕

民间验方。

〔功效〕

解毒利湿，用于暑热湿疹、痱子、疮肿。

〔材料〕

绿豆30克，干荷叶20克（或鲜荷叶1张）。

〔调料〕

白糖适量。

〔做法〕

1 干荷叶盛入茶包中，与绿豆一起置于锅中，加适量水，煮至绿豆熟烂。

2 去掉荷叶茶包，调入白糖即可食用。

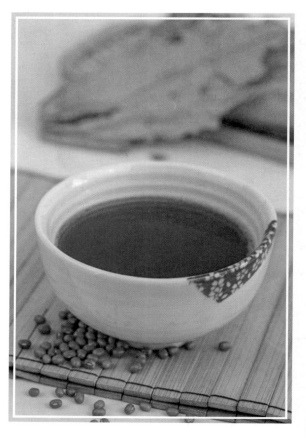

专家箴言

荷叶清暑利湿，绿豆清热解毒。二者合用，可防治暑热之时，湿热毒火郁蒸肌肤所致的湿疹、痱子、疮痈肿毒等皮肤病。

此汤既可饮服，又可外用。不加白糖的汤汁可直接涂抹于患处，小儿可以此汤擦洗皮肤，是夏季防治皮肤病的天然良药。

此汤内饮可通利大小便，脾胃虚寒泄泻者不宜多饮。

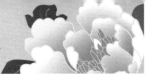

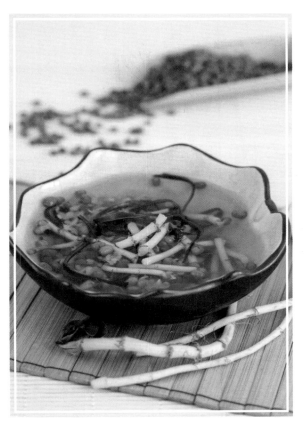

鱼腥草
海带绿豆汤

[出处]

民间验方。

[功效]

清热，除湿，止痒，用于湿疹、疱疹等风火湿毒所致的皮痒。

[材料]

绿豆、海带各30克，鱼腥草70克。

[调料]

白糖适量。

[做法]

1 将海带洗净，切丝；鱼腥草择洗干净，切段。

2 锅中放入绿豆，加适量水，小火煮20分钟，放入鱼腥草和海带，再煮10分钟，调入白糖即可。

专家箴言

鱼腥草味辛，性微寒，可清热解毒，消痈排脓，利尿通淋。美容时常用于痈肿疮毒、湿疹、疥癣、秃疮、疱疹等。

海带可软坚散结，消痰，利水。绿豆清热解毒，健脾利湿。二者与鱼腥草合用，能加强除湿热、消痈肿的作用，对风火湿毒所致的各类痈肿毒疮、疖疹疥癣、皮肤过敏、瘙痒等均有一定的调理作用。

脾胃虚寒泄泻者不宜多吃。

公英地丁绿豆汤

〔出处〕

民间验方。

〔功效〕

清热解毒，用于湿热毒火所致疖肿、痈疮等皮肤病，尤宜皮肤化脓性感染。

〔材料〕

干蒲公英、干紫花地丁各10克，绿豆30克。

〔调料〕

白糖适量。

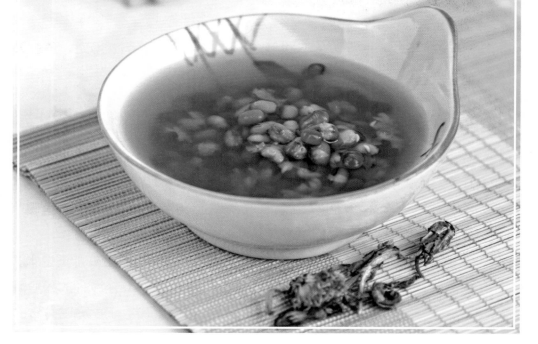

〔做法〕

1 将蒲公英、紫花地丁装入茶袋，放入锅内，加适量水，煎煮20分钟。

2 拣出茶袋，汤中倒入绿豆，煮至绿豆熟烂开花，加白糖调味即可。

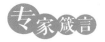

专家箴言

蒲公英、紫花地丁都是治疗湿热疮肿的常用药。绿豆清热解毒，《开宝本草》说它"主丹毒烦热，风疹，热气奔豚，生研绞汁服。亦煮食，消肿下气，压热解毒"。三者合用，有很好的抑菌消炎、抗感染作用，对皮肤痈肿、毒疮、疥癣、皮疹、过敏等均有良效，能促进排脓，缓解红肿热痛及皮肤瘙痒等不适。皮肤病发作时，吃豆饮汤，每日1次，连服5～7天见效。

此方外用也有很好的效果。可取不加白糖的汤汁，直接涂抹于皮肤患处，内外兼治，皮肤病好得更快。

此汤苦寒，有缓泻作用，脾胃虚寒泄泻者不宜多吃或久服。

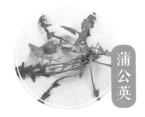

蒲公英

蒲公英也叫黄花地丁，味苦、甘，性寒，可清热解毒，消痈散结，利尿缓泻，常用于毒火疮肿、乳痈等。《滇南本草》说它"敷诸疮肿毒，疥颓癣疮。祛风，消诸疮毒，散瘰疬结核"。《本草正义》说它："治一切疔疮、痈疡、红肿热毒诸证，可服可敷，颇有应验。"

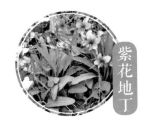

紫花地丁

紫花地丁也叫地丁，味苦，性寒，可清热利湿，解毒消肿，常用于疔疮、痈肿、瘰疬、黄疸、痢疾、腹泻、目赤、喉痹、毒蛇咬伤等。《滇南本草》说它"破血，解诸疮毒，攻痈疽肿毒，治疥癞癣疮，九种痔疮，消肿"。《本草纲目》说它"主治一切痈疽发背，疔肿瘰疬，无名肿毒，恶疮"。

大枣泥鳅汤

〔出处〕

《滇南本草》。

〔功效〕

益气血，祛湿邪，除疥癣，止瘙痒，用于皮肤疥疮发痒。

〔材料〕

大枣20克，泥鳅100克，豆腐50克。

〔调料〕

盐适量。

〔做法〕

1 将豆腐洗净，切块；泥鳅收拾干净。

2 把泥鳅、豆腐、大枣一起放入锅中，加适量水烧开，撇去浮沫，改小火煮30分钟，加盐调味即可

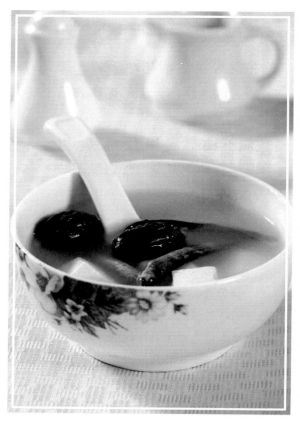

专家箴言

泥鳅能补中气，益阴血，祛湿邪，除黄疸，利尿通淋，解毒消肿。泥鳅滑液具有很强的抗菌消炎作用，可用于外科急性炎症。《滇南本草》说它"治诸疮百癣，通血脉而大补阴分"。

泥鳅搭配益气养血的大枣和豆腐，可营养健美肌肤，改善气血运行，防治气血不足或瘀滞所致的皮肤疮癣瘙痒。

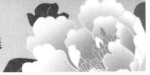

姜枣桂枝汤

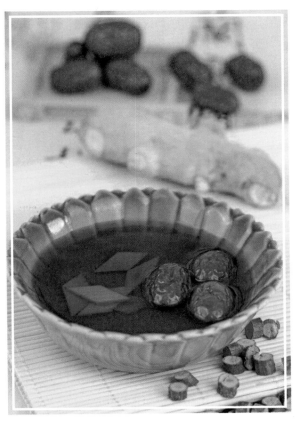

专家箴言

　　桂枝味辛、甘，性温，善祛风寒，解表发汗，温通经脉。用于美容可祛皮肤风湿，止风寒邪气所致的皮肤瘙痒。大枣健脾养血，生姜温热散寒，与桂枝合用，可增强除寒湿的功效，适合寒湿凝滞于肌肤所致皮肤瘙痒者食用，秋冬寒冷季节尤宜。

　　热证、血证、阴虚阳盛者及孕妇忌服，湿热瘙痒者不宜多吃。

〔出处〕

民间验方。

〔功效〕

解表散寒，祛风止痒，用于风寒邪气引起的皮肤瘙痒。

〔材料〕

大枣30克，生姜15克（或干姜9克），桂枝6克。

〔做法〕

将桂枝、生姜装入茶袋，和大枣一起放入锅中，加适量水，煎煮30分钟，取出茶袋，吃枣喝汤。

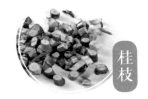

桂枝

金针香菜猪肉汤

〔出处〕

民间验方。

〔功效〕

养阴清热，解毒透疹，用于风疹、小儿麻疹、疹透不畅。

〔材料〕

猪瘦肉70克，水发金针菜30克，香菜段15克。

〔调料〕

料酒、淀粉各10克，酱油、香油、鸡精、盐各适量。

〔做法〕

1 将猪瘦肉洗净，切丝，用料酒、淀粉抓匀备用。

2 锅中放入适量水烧开，放入金针菜煮2分钟，倒入肉丝划散，再煮沸时，加入酱油、香油、鸡精、盐调味，撒入香菜段即成。

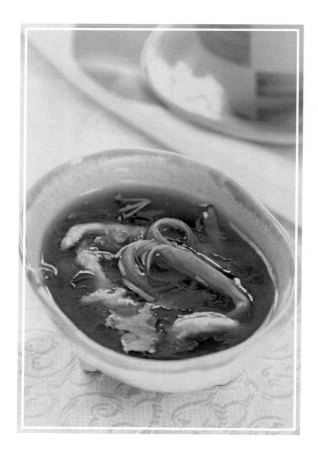

专家箴言

香菜也叫芫荽、胡荽，味辛，性温，可发表透疹。《本草易读》说它"辟臭气而通九窍，吐风痰而散疮肿"，常用于痘疹透发不畅。金针菜也叫萱草花、黄花菜，可利湿热，宽胸膈，凉血解毒，常用于疮痈、烦热、忧愁。

猪肉可滋阴养血，搭配金针菜和香菜，有助于养血生肌，消除疮疹。

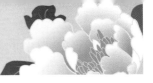

乌梅煎

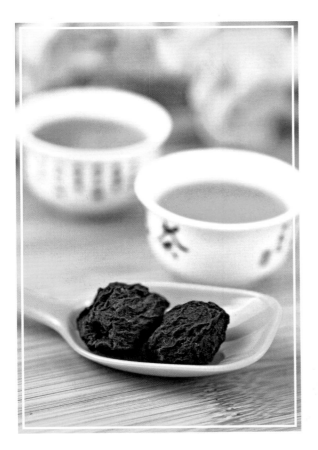

〔出处〕

民间验方。

〔功效〕

除痹生肌，用于神经性皮炎、牛皮癣。

〔材料〕

乌梅15克。

〔调料〕

白糖适量。

〔做法〕

将乌梅放入锅中，加适量水煎煮，取汁加适量白糖后饮服。每日1剂。

乌梅煎汤（不加白糖）也可外用，擦涂于皮肤患处。或将乌梅肉捣烂，敷于患处，痈疮肿毒、皮炎、癣疹均宜。

专家箴言

乌梅味酸、涩，性平，可敛肺，涩肠，生津，安蛔。用于美容可杀菌解毒，净化肠道，提高肌肤抗病能力，常用于防治神经性皮炎，对牛皮癣等顽固性皮肤病也有一定疗效。《神农本草经》说它"去死肌、青黑痣、恶肉"。《名医别录》说它"利筋脉，去痹"。

有实邪者忌服。

马齿苋萝卜缨汤

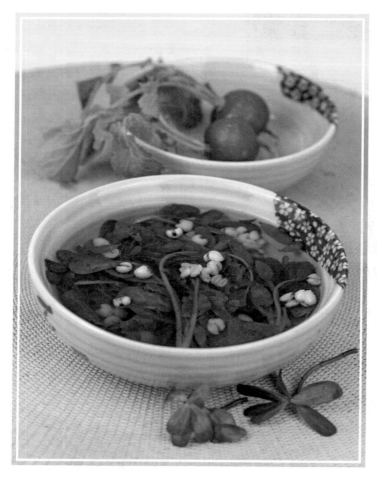

〔出处〕

民间验方。

〔功效〕

清热，解毒，除湿，用于湿热蕴蒸所致脂溢性皮炎、湿疹、疮疡肿毒、皮肤化脓性感染。

〔材料〕

马齿苋、萝卜缨各70克，薏苡仁30克。

〔调料〕

盐适量。

〔做法〕

1 将马齿苋、萝卜缨分别择洗干净。

2 锅中倒入薏苡仁和适量水，小火煮30分钟，放入马齿苋和萝卜缨，再次煮沸时，加盐调味即成。

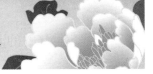

专家箴言

马齿苋味酸，性寒，可清热利湿，凉血解毒，散血消肿。美容方面多用于痈肿恶疮、丹毒、湿疹、带状疱疹、皮肤化脓性感染等，内食外用均有良效。《本草纲目》中说"积年恶疮，用马齿苋捣烂封住，或取汁煎浓敷涂"。《神农本草经疏》中说"马齿苋辛寒，能凉血散热，故主散结，治痈疮疔肿"。

萝卜缨古称莱菔叶，是萝卜的叶子，可消食理气，散瘀消肿。《随息居饮食谱》中说："时行瘟疫，斑疹疟痢，水土不服，饮食停滞，痞满痄痘，胀泻，脚气，痧毒诸病，洗尽浓煎服之。"

薏苡仁可健脾渗湿，除痹止泻，清热排脓，也是防治皮肤病、消除脓疮的良药。

此汤适合湿热内蕴或湿热邪犯肌肤所致疮肿疹毒者，并能消炎抗菌，防治皮肤化脓性感染。

脾胃虚寒、肠滑腹泻者不宜多吃。马齿苋、薏苡仁皆有滑胎作用，故孕妇忌用。

延伸用法：马齿苋汁

〔出处〕

《本草纲目》《太平圣惠方》《滇南本草》。

〔功效〕

外用可治唇面生疮、身面瘢痕以及积年恶疮，每日洗之，数日即见效。

〔材料〕

马齿苋100克。

〔做法〕

1 将马齿苋煎汤，过滤后取汁擦涂或擦洗肌肤患处。

2 也可将马齿苋捣烂，敷于患处。

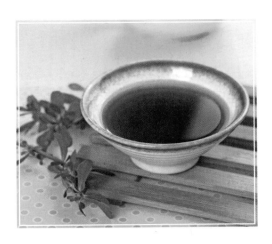

胡萝卜香菜汤

〔出处〕

民间验方。

〔功效〕

发汗透疹，增强皮肤免疫力，用于皮肤过敏、痘疹。

〔材料〕

胡萝卜 100 克，香菜段 30 克。

〔调料〕

盐适量。

〔做法〕

将胡萝卜洗净，切片，放入锅中，加适量水，煮 5 分钟，加盐调味，撒入香菜段即可。

《本草纲目》中说香菜"辛温香窜，内通心脾，外达四肢，能辟一切不正之气，故痘疮出不爽快者，能发之。诸疮皆属心火，营血内摄于脾，心脾之气得芳香则运行，得臭恶则壅滞故尔"。

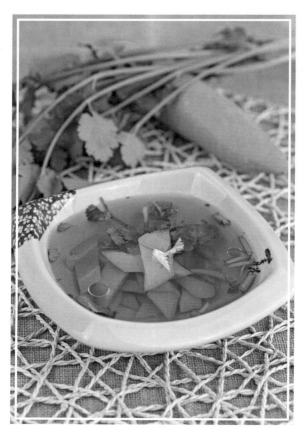

专家箴言

胡萝卜可健脾化滞，美容上常用于麻疹、水痘、疖肿。《岭南采药录》说它"凡出麻痘，始终以此煎水饮，能消热解毒"。胡萝卜中富含的胡萝卜素有提高皮肤免疫力、预防皮肤过敏的作用。

胡萝卜与发汗透疹的香菜合用，可预防皮肤痘疹、疮疖、过敏等，并促进康复。

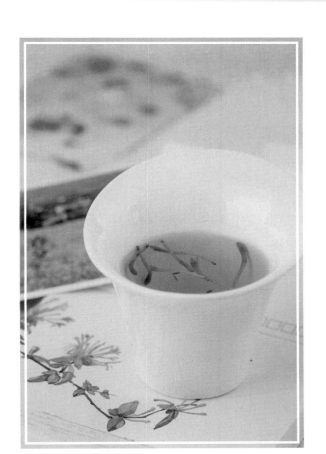

金银花茶

〔出处〕

《滇南本草》。

〔功效〕

清热解毒，用于疮疖肿毒、痱子、麻疹、荨麻疹、湿疹、皮肤过敏及感染。

〔材料〕

金银花5克。

〔做法〕

将金银花置于杯中，冲泡饮用。或煎水取汁，代茶饮。

专家箴言

金银花也叫银花、忍冬花，味甘，性寒，可清热解毒，凉散风热，常用于痈肿疔疮、喉痹、丹毒、热毒血痢、风热感冒、温病发热等。其有抗菌消炎作用，一般用于有红肿热痛的疮痈肿毒，是防治皮肤炎症、感染、过敏的解毒良药。外用洗肤也很有效。

脾胃虚寒及气虚疮疡脓清者忌服。

《滇南本草》说金银花"清热，解诸疮，痈疽发背，丹流瘰疬"。《生草药性备要》说它"能消痈疽疔毒，止痢疾，洗疳疮，去皮肤血热"。《本草正》说它"善于化毒，故治痈疽、肿毒、疮癣、杨梅、风湿诸毒，诚为要药"。

白芷甘草饮

[出处]

《本草纲目》。

[材料]

白芷15克，甘草5克。

[做法]

将白芷、甘草放入砂锅中，加适量水煎煮后，滤去药渣，取汁饮用。也可浸泡代茶饮。

[功效]

消肿排脓，除湿解毒，抗过敏，用于疮疡肿痛、皮炎、湿疹、皮肤瘙痒、白癜风、银屑病等皮肤病。

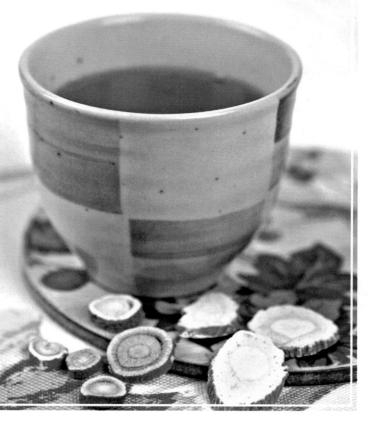

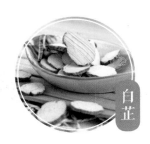

白芷

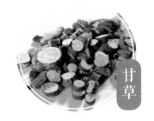

甘草

白芷是发散风寒的解表药。其味辛，性温，有散风除湿、通窍止痛、消肿排脓的功效。用于美容可润泽肌肤，消除痘疮，止痛止痒，尤其对于疮疡初起，出现红肿热痛者，可起到散结、消肿、止痛的作用，对脓成难溃者可托毒排脓，对皮肤风湿瘙痒者可祛风止痒。

《本草纲目》说白芷"长肌肤，润泽颜色，可作面脂"。《滇南本草》说它"祛皮肤游走之风……"《本草汇言》中说："如疮溃糜烂，排脓长肉……如小儿痘疮，行浆作痒，白芷皆能治之。"《日华子本草》中说它"破宿血，补新血，乳痈，发背，瘰疬，肠风，痔瘘，排脓，疮痍，疥癣，止痛生肌，去面皯疵瘢。"

白芷辛香温燥，阴虚血热者忌服。

甘草可补脾益气，清热解毒，祛痰止咳，缓急止痛，调和诸药。美容方面常用于痈肿疮毒、痘疮、背疽。《药品化义》说它"凉而泻火，主散表邪，消痈肿，利咽痛，解百药毒，除胃积热，去尿管痛，此甘凉除热之力也"。

甘草有很强的解毒、抗炎、抗变态反应功效，对防治过敏性疾病、抑制细菌增生、加强肝脏解毒能力十分有益，尤其对接触性皮炎、过敏性皮炎、湿疹、牛皮癣、化脓性皮炎等有一定疗效。

实证中满腹胀忌服。

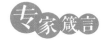

专家箴言

此饮适合内有风湿、面有疮疖脓肿、脓疮难破者。有皮炎、过敏、湿疹、瘙痒、化脓、白癜风、银屑病、牛皮癣等皮肤病患者也宜饮用。

此饮也可外用，擦涂或洗敷均宜。

阴虚血热者不宜内服。

芦荟菊花茶

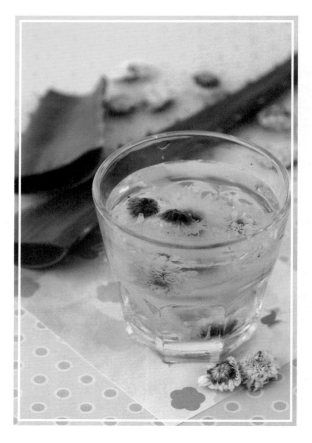

[出处]

民间验方。

[功效]

抗菌消炎，用于热毒疮疡、皮肤过敏、癣疹、感染。

[材料]

芦荟肉30克，菊花5克。

[做法]

将芦荟肉切段，和菊花一起放入锅中，加适量水，煎煮10分钟即可饮用。也可泡水代茶饮。

此茶外用效果也很好，常用其擦洗皮肤或敷面，可令皮肤健康、美白、水润，夏季外用还可防止皮肤晒伤，并有助于修复皮肤晒伤后的红肿热痛。

专家箴言

菊花味甘、苦，性微寒，是清热解毒之要药，常用于热毒疮疡、红肿热痛，对某些常见皮肤致病性真菌有抑制作用，防治疔疮肿毒尤有良效。

菊花搭配清肝热、泻毒火、止瘙痒、修皮损的芦荟，能全面养护肌肤，提高免疫力，防治皮肤病。

脾胃虚寒泄泻者不宜饮用。

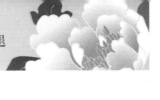

柳叶茶

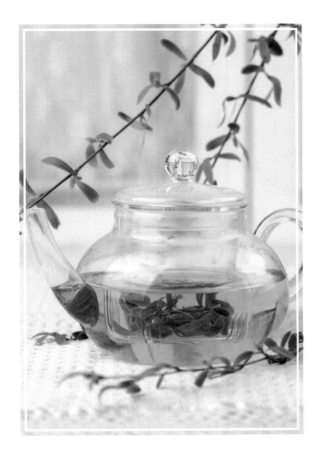

〔出处〕

《肘后备急方》。

〔功效〕

清热，透疹，解毒，用于疹发不畅、痈肿、皮肤瘙痒等。

〔材料〕

鲜柳叶30克（以清明柳叶为佳）。

〔做法〕

将柳叶洗净，置于壶中，冲入沸水，浸泡10分钟即可饮用。可多次冲泡。

专家箴言

柳叶味苦，性寒，可清热，透疹，利尿，解毒，常用于痧疹透发不畅、疔疮疖肿、乳腺炎、甲状腺肿、丹毒、烫伤、皮肤瘙痒等。现代研究也证实，柳叶可治疗炎症感染。

《肘后备急方》中说："治卒得恶疮，不可名识者：煮柳叶若皮，洗之；亦可纳少盐。此又疗面上疮。"

《本草再新》中说："柳头平肝，发（散）热，能托能升，败毒，发斑，治小儿痧痘等症。"小儿出疹时，用此水洗浴甚佳。

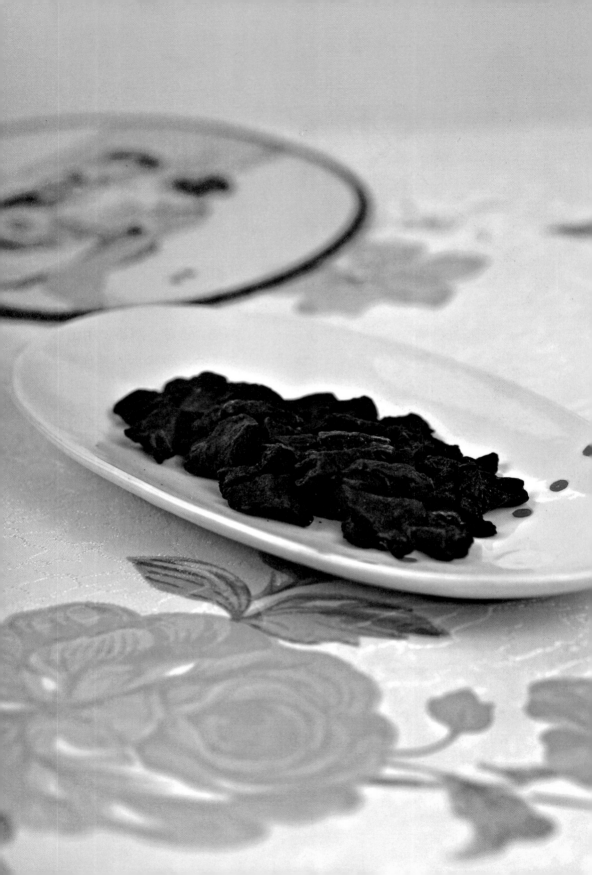

黑亮秀发，防白防脱有良方

陆

拯救发际线，用于头发干枯毛燥、白发早生及脱发。

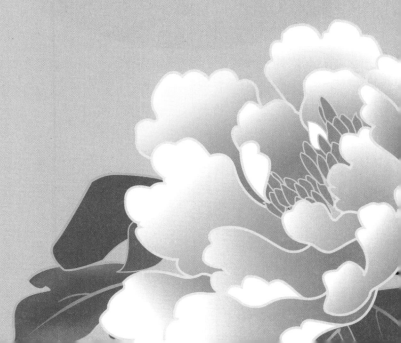

黑大豆粥

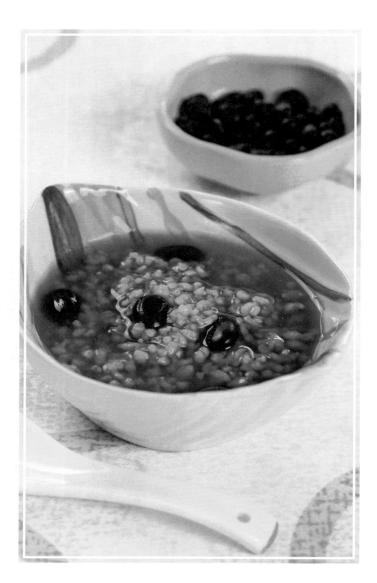

〔出处〕

《随息居饮食谱》。

〔功效〕

补肾健脾，养发防脱，乌发润燥，用于毛发干枯、早白早脱。

〔材料〕

黑大豆30克，粳米100克。

〔调料〕

盐少许。

〔做法〕

1 将黑大豆用盐水浸泡一夜；粳米淘净。

2 锅中放入黑大豆，加适量水，小火煮20分钟，倒入粳米，继续煮30分钟即可。

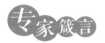
专家箴言

黑大豆可活血利水，祛风解毒，健脾益肾。美容中常用于痈肿疮毒、白发、脱发、身面浮肿。《本草备要》说它"甘寒色黑，属水似肾，肾之谷也，故能补肾镇心"。"盐水煮食，尤能补肾"。《本草求真》说它"色黑体润。按豆形象似肾，本为肾谷，而黑豆则尤通肾，加以盐引，则豆即能直入于肾也"。

此粥尤宜脾肾虚弱所致的毛发失养枯黄、毛糙脆断、早白早脱者，对治疗身面浮肿、痘疮湿烂、肠燥便秘也有良效。

黑大豆不仅食用可养发，也是传统的外用护发、染发品，内外兼用，可令头发乌黑亮泽。

黑大豆不易消化，多食易腹胀，故一顿不宜吃太多。

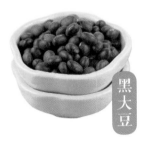

黑大豆

延伸用法：黑豆染发方

[出处]

《备急千金要方》。

[功效]

乌发，生发，染发令黑。

[材料]

黑大豆50克，醋200毫升。

[做法]

1 用醋煮黑大豆，煮熟烂后，过滤，分出豆和汁。

2 将豆捣烂，洗发后涂在发上，15分钟后洗去，有护发作用。

3 取汁染发，可令头发自然变黑。

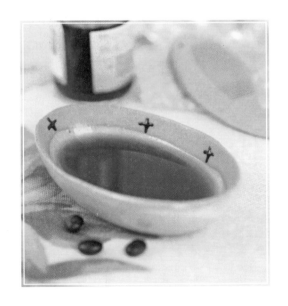

桑椹粥

〔出处〕

《随息居饮食谱》。

〔材料〕

鲜桑椹、粳米
各100克。

〔功效〕

补益肝肾，益精养血，用于须发早白、皮毛
不泽、容颜早衰。

〔做法〕

1 粳米淘净，入锅中，加适量水，煮至粥稠。

2 放入去蒂、洗净的桑椹，略煮即可。

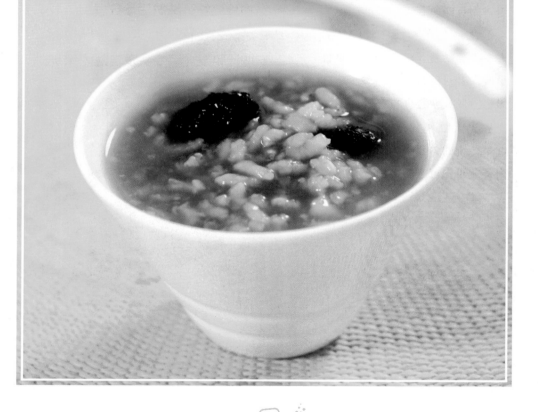

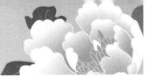

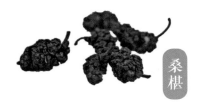

桑椹

桑椹味甘、酸，性寒，可益精养血，滋补肝肾。美容时常用于须发早白，久服可令白发变黑。《本草蒙筌》说它"解金石燥热止渴，染须发皓白成乌"。"开关利窍，安魂镇神。久服不饥，聪耳明目"。《本草求真》说它"除热养阴，乌须黑发"。《滇南本草》说它"益肾脏而固精，久服黑发明目"。脾胃虚寒、便溏者禁服。

专家箴言

此粥适合阴虚内热所致须发早白、容颜早衰者，也适合肠燥便秘、眩晕耳鸣、失眠烦渴、耳聋眼花者以及患有高血压、糖尿病的中老年人服用，可生津液，益精血，美发肤，抗衰老。

虚寒便溏、腹泻者不宜多吃。

延伸用法：桑椹生发方

〔出处〕

《备急千金要方》。

〔功效〕

乌发，生发，防脱发。

〔材料〕

鲜桑椹50克。

〔做法〕

1 将鲜桑椹去蒂，洗净，榨汁，过滤后取纯桑椹汁。

2 将此汁擦涂于白发、脱发处，可令黑发复生，减少头发脱落。

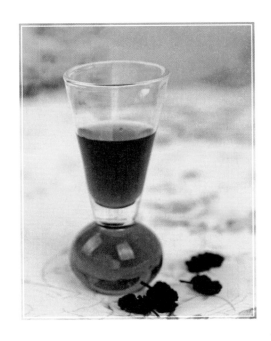

牛奶核桃粥

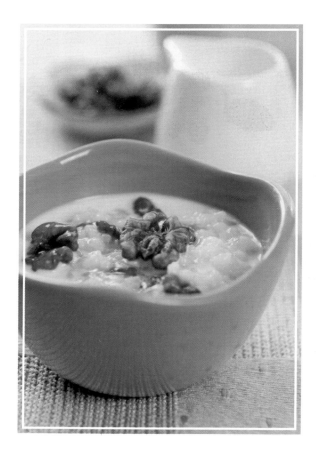

〔出处〕

《海上方》。

〔功效〕

润发乌发，养颜去皱，用于毛发及皮肤干枯。

〔材料〕

核桃仁20克，粳米100克，鲜牛奶150毫升。

〔做法〕

1 粳米淘净干净；核桃仁掰碎。

2 锅中放入粳米，加适量水，大火煮开，改小火煮20分钟，放入核桃仁，继续煮至粥稠。

3 倒入鲜牛奶，再次煮沸即成。

专家箴言

核桃仁是润肤乌发、健脑益智的天然食物，是抗衰老的至宝。《开宝本草》说它"润肌，黑须发"。牛奶能润燥美肤，健骨强壮。二者合用煮粥，可美容颜，抗衰老，适合毛发干枯毛糙、须发早白早脱、皮肤粗糙多皱、干燥瘙痒脱屑者常食。秋冬季尤宜。

此粥也适合有骨质疏松、脑力衰退、肠燥便秘等早衰迹象的中老年人常食。

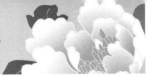

黑芝麻粥

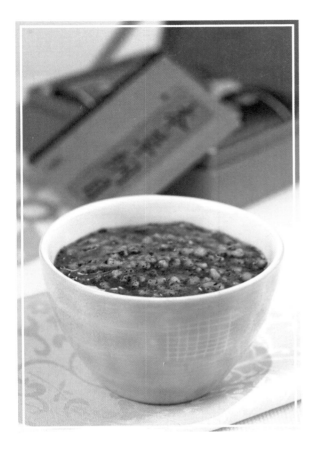

〔出处〕

《本草纲目》。

〔功效〕

补肝肾，润五脏，用于须发早白、皮肤干皱等。

〔材料〕

黑芝麻25克，粳米100克。

〔做法〕

将黑芝麻捣碎，与淘净的粳米一起放入锅中，加适量水共煮成粥。

专家箴言

黑芝麻可补肝肾，益精血，润肠燥，乌须发，益智明目，是抗衰老的良药。美容中常用于须发早白、毛发失养、皮肤干皱、病后脱发等，也适合头晕眼花、耳鸣耳聋、肠燥便秘、体衰消瘦者常食。

黑芝麻可润肠通便，故肠滑腹泻、便溏者不宜多吃。因其油脂含量较高，故肥胖多脂者也不宜多吃。

《神农本草经》说黑芝麻"主伤中虚羸，补五内，益气力，长肌肉，填脑髓"。《玉楸药解》说它"补益精液，润肝脏，养血舒筋。疗……皮燥发枯、髓涸肉减……医一切疮疡，败毒消肿，生肌长肉。杀虫，生秃发"。《本草备要》说它"乌髭发"。

仙人粥

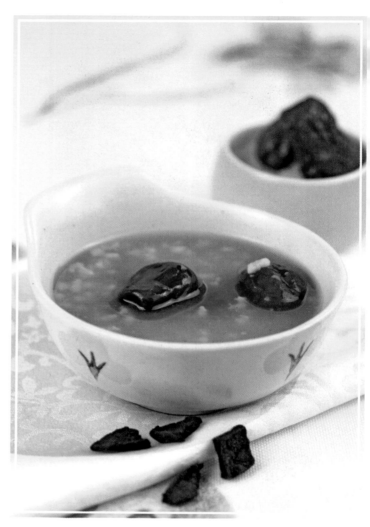

〔出处〕

《遵生八笺》。

〔功效〕

补气血，益肝肾，黑须发，抗衰老，用于须发早白、面色不华。

〔材料〕

制何首乌10克，大枣25克，粳米100克。

〔调料〕

红糖适量。

〔做法〕

1 砂锅中放入制何首乌和适量水，煎煮30分钟，滤渣留汤。

2 汤中放入大枣和淘洗好的粳米，煮30分钟，至粥稠，加红糖调味即可。

专家箴言

此粥是驻颜抗老的良方，常食令人容光焕发、毛发黑亮润泽。适合须发早白、脱发、枯发、肌肤不润、面色苍白或萎黄、早衰、大便燥结者常食。

大便溏泄者不宜多吃。

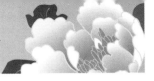

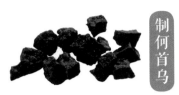

制何首乌

何首乌味苦、甘、涩，性微温，是补肝肾、益精血、乌须发、强筋骨、抗衰老的滋补良药。常用于精血亏虚所致须发早白、发枯脱落、面色萎黄、皮肤瘙痒以及头晕眼花、腰膝酸软、失眠健忘等，尤其对养护毛发有显著作用。

《本草纲目》说它"养血益肝，固精益肾，健筋骨，乌髭发，为滋补良药。不寒不燥，功在地黄、天门冬诸药之上"。《开宝本草》说它"消痈肿，疗头面风疮，治五痔，止心痛，益血气，黑髭发，悦颜色。久服长筋骨，益精髓，延年不老"。《本草求真》说它"滋水补肾，黑发轻身"。《滇南本草》说它"入血分，消痰毒。治赤白癜风，疮疥顽癣，皮肤瘙痒"。可见，何首乌除了美发外，还有养颜健肤、防治皮肤病的功效。

大便溏泄及有湿痰者不宜多吃。

延伸用法：首乌乌发方

〔材料〕

制何首乌30克，枸杞子60克，香油250克。

〔做法〕

1 将制何首乌、枸杞子浸泡于香油中，7日后再隔水蒸1小时，去渣，装瓶。

2 用棉球蘸此油擦头发，久用令头发黑亮不脱。

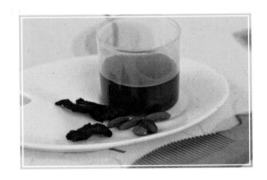

何首乌有生、熟之分。生何首乌为红棕色，主解毒、截疟、润肠通便，美容效果较差，且有一定毒性。制何首乌是将生何首乌用黑豆久蒸、久煮、晒干后制成，可益精补血，补肾抗衰。故应选制何首乌，以表面色黑、略有酒香、味微甜者为佳。

覆盆子粥

〔出处〕

《本草纲目》。

〔功效〕

补肾益精，延缓衰
老，令发不白。

〔材料〕

覆盆子10克，粳米100克。

〔做法〕

覆盆子煎汁（或研粉），取汁（或取
粉）与粳米同煮成粥。

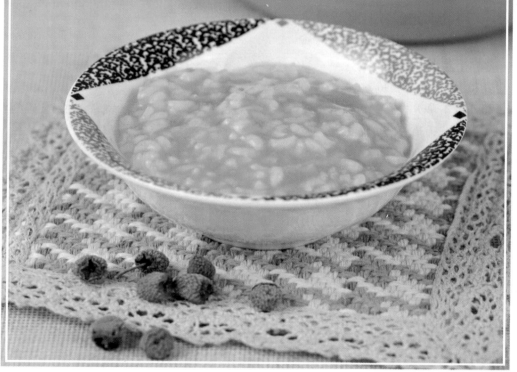

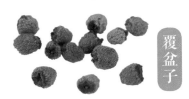

覆盆子

覆盆子也叫树莓，味甘、酸，性温，可益肾，固精，缩尿。美容时常用于乌发养颜。《名医别录》说它"主益气轻身，令发不白"。《日华子本草》说它"安五脏，益颜色，养精气，长发，强志"。《本草纲目》中说，可在4～5月份覆盆子成熟时采摘，晒干后研为细末，每次服3克，每日3次。此外，用覆盆茎、叶或新鲜覆盆子绞汁，涂发，可令发不白。

专家箴言

此粥有补益肝肾、泽肤益颜、明目黑发的功效。可润泽肌肤，滋容美颜，促进头发生长，防治须发早白，并可明眸美目。

肾虚精亏、尿频、阳痿、早泄、未老先衰者也宜常食此粥。

肾虚有火、阳强不倒、小便短涩者慎服。

延伸用法：覆盆子黑发方

〔出处〕

《本草纲目》。

〔功效〕

延缓衰老，令发不白。

〔材料〕

干覆盆子5克（鲜者10克），绿茶5克。

〔做法〕

1 干覆盆子与绿茶一同泡饮。每日1剂，代茶频饮，可延缓衰老。

2 新鲜覆盆子榨汁，过滤取汁，涂于发上，可令发不白。

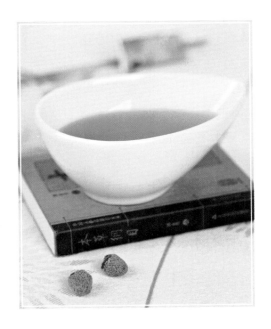

芝麻大枣饭

〔出处〕

《备急千金要方》。

〔功效〕

补益肝肾，黑发润发，用于白发或发枯不润。

〔材料〕

熟黑芝麻15克，大枣30克，粳米100克。

〔做法〕

1 将大枣浸泡半日；粳米淘洗干净。

2 将粳米、大枣、黑芝麻一起倒入蒸碗，加适量水，上蒸锅，大火蒸30分钟即成。

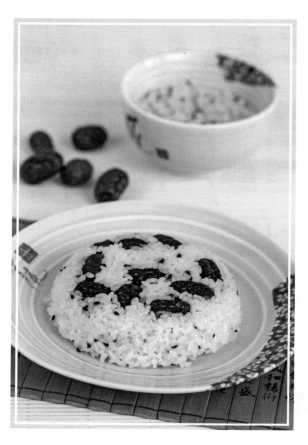

专家箴言

原方是将黑芝麻、大枣研成末，制丸服食，每服10克，每日3次。本书改为米饭，三餐作主食食用，好吃又可美容。

黑芝麻润泽肌肤，乌发秀发；大枣健脾养血，红润气色。二者合用煮粥，既可美化肌肤，又有很好的养血生发作用，适合须发早白、皮毛不泽、容颜憔悴、面色萎黄或苍白、贫血体瘦、神疲乏力者常食。

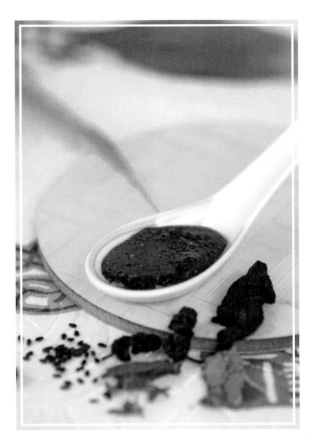

芝麻桑椹膏

［出处］

民间验方。

［功效］

养阴除热，乌须发，抗衰老，用于毛发干枯不泽、须发早白、脱落、少白头。

［材料］

黑芝麻、桑椹、生地黄、桑叶各100克。

［调料］

蜂蜜适量。

［做法］

1 将黑芝麻、桑椹、生地黄、桑叶共研成末。

2 每次取15克药粉，用蜂蜜调匀成膏状。每日2次，温开水送服。

专家箴言

　　桑椹滋阴养血，补益肝肾，生津润燥，黑发明目。黑芝麻滋补肝肾，益精养血，乌发润肤。生地黄养阴清热，生津凉血。桑叶疏散风热，清肺润燥，清肝明目。这些材料合用，可滋阴黑发，疏风清热，常用于阴虚内热所致少白头，以及中老年肝肾阴血亏虚所致白发、脱发、毛发干枯、容颜衰老。

　　虚寒泄泻者不宜多服。

双红乌鸡汤

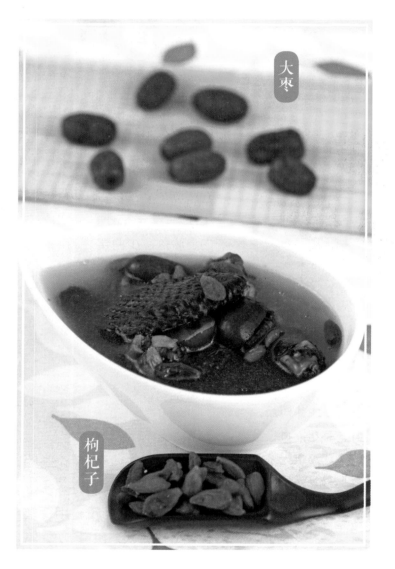

大枣

枸杞子

〔出处〕

《饮膳正要》。

〔功效〕

温中健胃，补益气血，美容养颜，用于气血双亏所致白发早生、皮毛失养、未老先衰。

〔材料〕

乌鸡250克，大枣30克，枸杞子20克。

〔调料〕

料酒15克，姜片10克，盐适量。

[做法]

1 将乌鸡处理干净，剁成大块，入沸水焯烫后捞出备用。

2 大枣劈破，去核；枸杞子洗净。

3 锅中放入乌鸡块，加适量水，大火烧开，撇去浮沫，放入姜片、大枣、枸杞子，加入料酒。

4 改小火再煮1小时，撇净浮油，加盐调味，略煮即成。

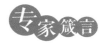

原方只将乌鸡炖汤，本书改良后，添加了大枣和枸杞子两种红色食材（即"双红"），增强了益气养血的效果。

乌鸡滋阴血，退虚热；大枣健脾胃，补气血；枸杞子补肝肾，益精血。三者合用，适合气血不足所致白发早生、皮肤及毛发失养、干枯不润、容颜憔悴的早衰者常食，对女性美容养颜尤为有益。

此汤也适合老年体虚、腰膝酸软、瘦弱乏力、精力不足、缺铁性贫血、骨质疏松以及女性月经不调、崩漏带下、产后虚弱、神经衰弱者食用。

有实证及邪毒未清者不宜多吃。

乌鸡也叫乌骨鸡，是滋阴养血的补益品，常用于虚劳羸瘦、烦热消渴、脾虚滑泄等。

乌鸡以皮、骨、肉俱黑者为佳。黑色入肾，故乌鸡比普通鸡肉补益肝肾、滋阴养血的功能更强，营养价值也更高，自古就被认为是滋补上品。

《本草纲目》说乌鸡"补虚劳羸弱。"《本草再新》说它"平肝祛风，除烦热，益肾养阴。"现代研究也证实，乌鸡可提高人体生理功能，延缓衰老，强筋健骨，对防治骨质疏松、佝偻病、贫血症、月经紊乱等也有明显功效。但有实证、邪毒未清者不宜多吃。

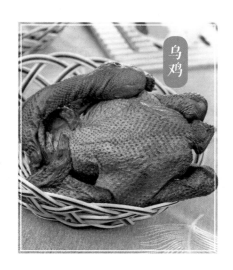

乌鸡

猪肾杜仲汤

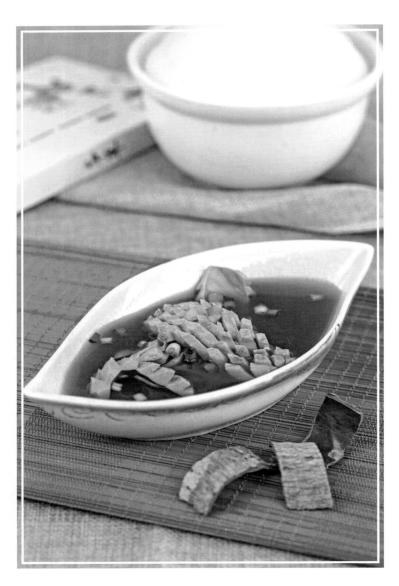

[出处]

《本草易读》。

[功效]

补肾壮阳，强腰健骨，养血填精，延缓衰老，用于肝肾亏虚所致的须发早白、脱发、腰痛腿软。

[材料]

猪肾（猪腰）100克，杜仲15克。

[调料]

料酒15克，盐、胡椒粉各适量，香葱末少许。

[做法]

1. 将猪肾去臊腺，洗净，切花刀，焯水定形。

2. 锅中放入杜仲，加适量水，小火煎煮20分钟，滤渣留汤。

3. 煎汤中放入猪肾，倒入料酒，大火煮沸，加盐、胡椒粉调味，盛出，撒上香葱末即可。

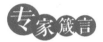

杜仲是补肝肾的常用强壮药，猪肾是补益肾精亏虚的常用食材。二者搭配，有益肾阳、填肾精、滋阴血的功效，可用于因肝肾不足、肾精亏虚引起的须发早白及脱发。此外，此汤对骨质疏松、肾虚腰痛、筋骨痿软、眩晕头痛、耳鸣眼花、尿频、阳痿等也有良效，是全面抗衰老的食疗品。

此汤是常用补肾滋补药膳，适合中老年肾虚早衰者。中老年人出现白发、脱发等早衰迹象，主要是由于肝肾日渐不足所致，食用此汤能很好地补益肝肾亏损，从而延缓衰老。

也可用羊腰代替猪腰，功效与之类似。

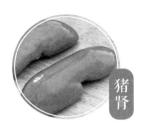

猪肾

猪肾也叫猪腰，可补益肾精，常用于肾虚腰痛、身面水肿、遗精、盗汗、老人耳聋等衰老症。《名医别录》说它"和理肾气，通利膀胱"。《日华子本草》说它"补水脏（即肾脏），治耳聋"。《随息居饮食谱》说它"温肾益气，行气利水"。

动物内脏胆固醇含量偏高，高血脂者不宜多吃。

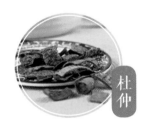

杜仲

杜仲味甘，性温，可补肝肾，强筋骨，常用于肾虚腰痛、筋骨无力及高血压等。《神农本草经》说它"主腰脊痛，补中益精气，坚筋骨，强志，除阴下痒湿，小便余沥。久服轻身耐老"。

阴虚火旺者慎服。

鳖肉汤

〔出处〕

民间验方。

〔功效〕

滋阴凉血，补虚生发，用于须发不生或生长缓慢。

〔材料〕

鳖肉150克，枸杞子20克。

〔调料〕

葱段、姜片、料酒各15克，盐、胡椒粉各适量。

〔做法〕

1 将鳖肉切块，入沸水锅焯水后捞出，洗净。

2 砂锅中放入鳖肉，加适量水，煮沸后撇去浮沫，倒入料酒，放入姜片、葱段、枸杞子，改小火煮1小时，加盐、胡椒粉调味即可。

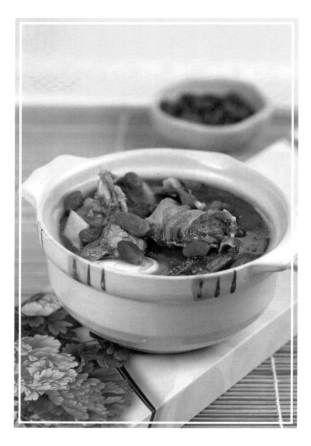

专家箴言

鳖也叫甲鱼、团鱼、水鱼，可滋肝肾之阴，清虚劳之热，为大补阴血、退热补虚的常用滋补品，尤宜贫血、劳累、体虚内热者。鳖肉搭配滋补肝肾、益精养血的枸杞子，可用于肝肾阴虚、血虚精亏所致须发不生或生长缓慢、早白、脱落。

脾胃阳衰、食减少便溏者及孕妇慎服。

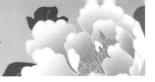

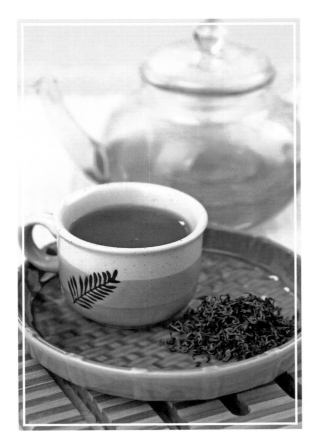

枸杞叶茶

〔出处〕

民间验方。

〔功效〕

乌发秀发，清热祛风，用于阴虚内热所致白发、脱发。

〔材料〕

枸杞叶3克（鲜品30克）。

〔做法〕

将枸杞叶放入壶中，以开水冲泡，代茶频饮。

专家箴言

　　枸杞叶味苦、甘，性凉，可补虚益精，清热止渴，祛风明目，常用于虚劳发热、烦渴、目赤昏痛、白内障、夜盲、崩漏带下、热毒疮肿等。

　　此茶适合阴虚内热所致白发、脱发、心烦、目昏者常饮，并可防治高血压、高血脂、糖尿病，尤宜现代上班族，是拯救发际线、养护眼睛、调理慢性病的佳品，不妨作为办公室常备保健茶。

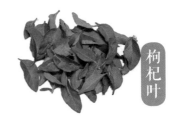

枸杞叶

　　《本经逢原》中说枸杞叶能"降火及清头目"。《本草纲目》中记载："枸杞叶煎汤洗澡，令人光泽，百病不生。"可见，枸杞叶也可以用作泡浴材料，有健肤保健的作用。

墨旱莲菊花饮

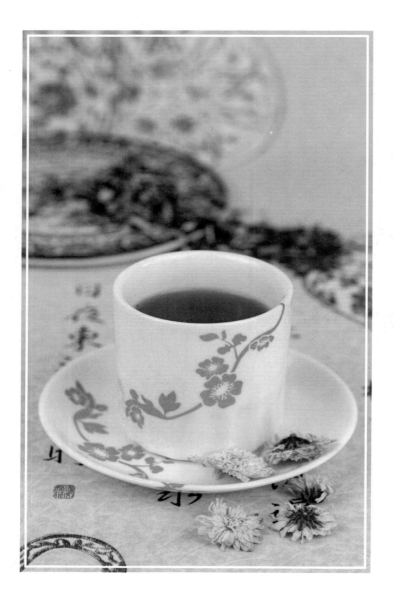

〔出处〕

民间验方。

〔功效〕

益气养血，滋养毛发，生发生眉，用于眉发稀少。

〔材料〕

墨旱莲 10 克，菊花 3 克。

〔做法〕

将墨旱莲磨粉，与菊花一起置于茶壶中，以开水冲泡，代茶饮。

墨旱莲又称旱莲草，《本草纲目》记载："旱莲草研细末，每日早晚生服之，常用奇验。"原方只用了单味旱莲草，本书改为搭配菊花，以茶饮的形式，更适合现代人。

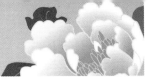

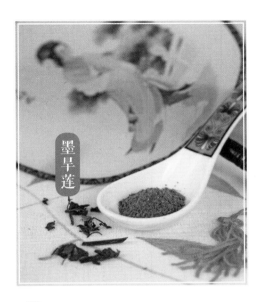

墨旱莲

专家箴言

墨旱莲也叫鳢肠、旱莲草、金陵草，味甘、酸，性寒，可滋补肝肾，凉血止血，常用于须发早白、牙齿松动、眩晕耳鸣、腰膝酸软及各类出血证。《本草纲目》说它"乌须发，益肾阴"。《神农本草经疏》中说："鳢肠善凉血。须发白者，血热也，齿不固者，肾虚有热也；凉血益血，则须发变黑，而齿亦因之而固矣。"《本草正义》中说："鳢肠，入肾补阴而生长毛发。"

墨旱莲搭配菊花，可增强清利头目的作用，尤宜白发、脱发、头痛、耳鸣、视力减退、血压高的办公族。

脾肾虚寒者不宜多吃。

延伸用法：生眉生发方

〔出处〕
《唐本草》。

〔功效〕
生眉、生发速而繁。

〔材料〕
墨旱莲50克。

〔做法〕

1 将墨旱莲煎浓汁，滤渣取汁装瓶，冷藏保存。

2 使用时，取汁涂于眉上，可令眉毛黑长。涂于胡须及头发上，可促进毛发生长，令须发浓密、乌黑、亮泽。

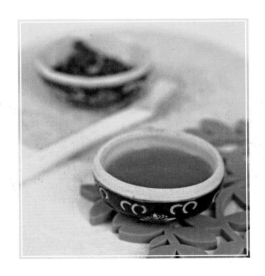

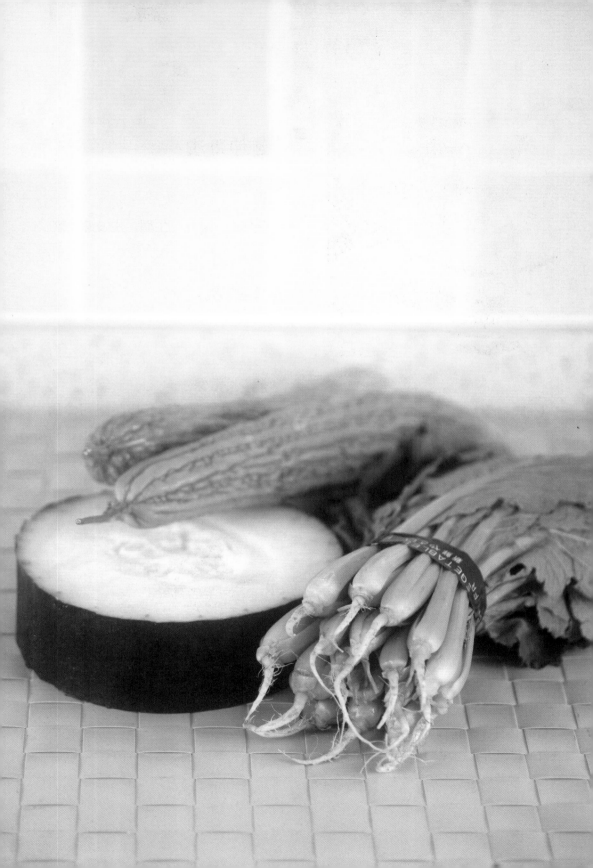

柒

减肥轻身，排毒养颜自然瘦

用于超重、多脂、肥胖、水肿、便秘、腹大腰粗等。

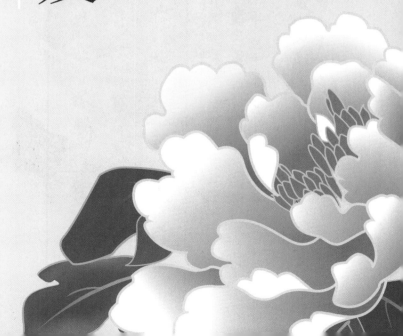

荷叶粥

〔出处〕

民间验方。

〔功效〕

减肥瘦身，利尿祛湿，降压降脂，用于肥胖、水肿。

〔材料〕

荷叶20克，粳米100克。

〔做法〕

1 将荷叶加水，煎汤，去渣取汁。

2 用煎汁与粳米一起煮粥即成。

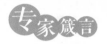

专家箴言

荷叶可清热祛湿，升发清阳，也是常用的泻火减肥药。此粥适合湿热型肥胖者常食，兼能改善暑热烦渴、小便短赤、皮肤油腻、疮疖痈肿、水肿、便秘等问题，对高血压、高血脂等慢性病也有一定防治作用。

荷叶也可冲泡代茶饮，有助于排解湿热，瘦身减肥。夏季尤宜。

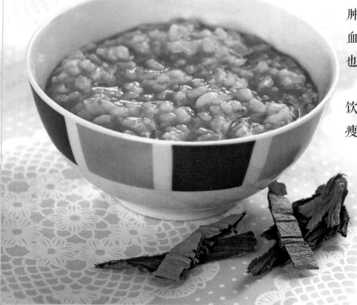

荷叶

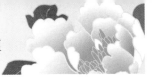

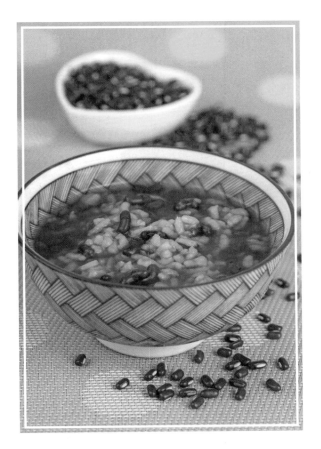

赤小豆粥

〔出处〕

《食性本草》。

〔功效〕

利水消肿，久食瘦人，用于肥胖、水肿。

〔材料〕

赤小豆30克，粳米100克。

〔做法〕

锅中先放入赤小豆，加水煮20分钟，再倒入粳米，继续煮30分钟即成。

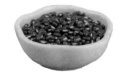

赤小豆

专家箴言

赤小豆味甘、酸，性平，可利水消肿，解毒排脓，常用于水肿胀满、脚气肢肿、黄疸尿赤、风湿热痹、痈肿疮毒、肠痈腹痛等。

赤小豆粥适合水肿型肥胖，尤宜体内湿气偏重者，如肥胖兼有水肿胀满、小便短赤、热毒疮痈者可常食，既美容又瘦身。

《食性本草》说赤小豆"久食瘦人"。可见其有减肥瘦身作用。但由于它"逐津液，利小便，久服令人枯燥"，故津液干枯者不宜多吃。

白茯苓粥

〔出处〕

《仁斋直指方》。

〔功效〕

健脾利湿，用于痰湿及湿热所致肥胖、水肿。

〔材料〕

白茯苓15克，粳米100克。

〔做法〕

1　锅中放入茯苓，加适量水，小火煮20分，滤渣留汤。汤中倒入粳米，继续煮至粥成。

2　也可将白茯苓研成末，加入粥中煮食。

　　白茯苓还常用于美容美发。《孙真人食忌》中有"白蜜茯苓治黑点方"，即白蜜调茯苓末擦涂，7日可除面上黑点。《岳美中医案》中说，每日服用茯苓粉，可治"水气脱发"。

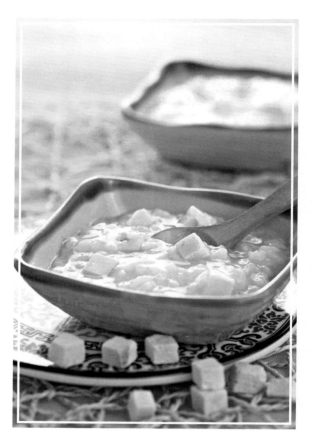

专家箴言

　　白茯苓是常用的除湿药，可利水渗湿，健脾宁心，常用于水肿尿少、痰饮眩悸、脾虚食少、便溏泄泻、心神不安、惊悸失眠等。此粥适合痰湿内停或湿热内蕴所致的肥胖、水肿，尤宜湿气重浊者。

　　虚寒精滑或气虚下陷者忌服。尿多、汗多者不宜食用。

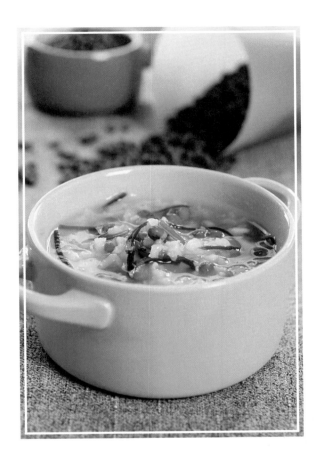

海带绿豆粥

［出处］

民间验方。

［功效］

清热解毒，化痰除湿，排毒减肥，消除痈疮，用于痰湿及湿热型肥胖、水肿。

［材料］

海带40克，绿豆20克，粳米100克。

［调料］

盐适量。

［做法］

1　海带洗净，切成丝，粳米、绿豆分别淘洗干净。

2　锅中放入绿豆，加适量水，煮15分钟，倒入粳米煮至粥稠，放入海带丝，加盐，略煮即成。

专家箴言

　　海带有软坚散结、消痰利水的功效。《食疗本草》说昆布"下气，久服瘦人。"绿豆可清热解毒、利湿，《本草纲目》说绿豆"治痘毒，利肿胀"。

　　此粥适合痰饮、湿热所致的肥胖、水肿者，并可改善高血压、高血脂、糖尿病等代谢障碍性慢性病，对消除毒火疮痈也有良效。

　　脾胃虚寒者不宜多吃。

海带决明汤

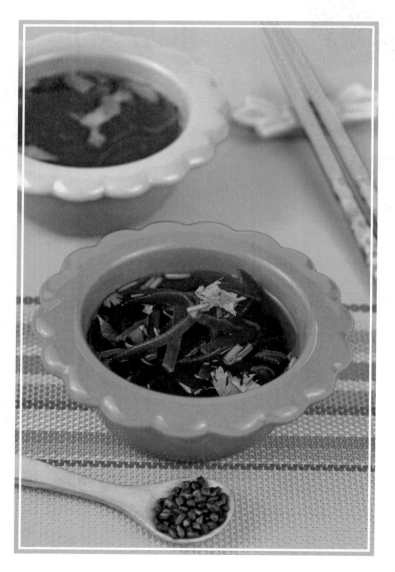

〔出处〕

民间验方。

〔功效〕

排毒养颜，消痈散结，
缓泻通便，轻身减肥，
降压降脂，用于肥胖、
便秘、水肿、高血压、
高血脂。

〔材料〕

海带100克，决明子
15克，香菜段少许。

〔调料〕

盐、胡椒粉各适量。

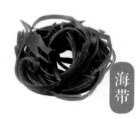

海带

〔做法〕

1 海带洗净，切成丝，备用。

2 决明子研碎，盛入料包中，放在锅内，加适量水，煮20分钟。拣出料包，放入海带丝，继续煮5分钟，加盐、胡椒粉调味。

3 海带连汤盛入汤碗，撒上香菜段即成。

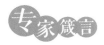

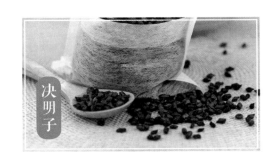

决明子是常用的缓泻药，可促进排便，许多减肥药茶中都有采用，直接泡饮也有减肥作用。

海带可软坚散结，消痰利水，且粗纤维含量高，对促进大小便的排泄均有益。《神农本草经疏》说它"咸能软坚，其性润下，寒能除热散结，故主十二种水肿、瘿瘤聚结气、瘰疬"。《药性论》说它"利水道，去面肿，去恶疮鼠瘘。"可见其既可通便，又能消水肿、疮肿等，有清肠排毒、利尿消肿的作用。

此汤适合肥胖兼有高血压、高血脂、便秘、疮肿、目赤者常食，还能提高免疫力，抗肿瘤。

此汤苦寒泻下，故体质虚寒、瘦弱、腹泻、便溏者不宜。

决明子也叫草决明，味甘、苦、咸，性微寒，可清热明目，润肠通便，常用于大便秘结、高血压及目赤涩痛、羞明多泪、头痛眩晕、目暗不明、白内障等眼病，并可治疗疮痈疖肿。

决明子有缓泻作用，可防治习惯性便秘。现代研究也证实，其有降血压、降血脂的作用，特别适合肥胖兼有便秘、高血压、高血脂者。

决明子也是治疗目疾的良药。《神农本草经》说决明子"治青盲，目淫肤赤白膜，眼赤痛，泪出，久服益精光，轻身"。常服可增强视力，预防眼病。

泄泻及血压低者慎用。

山楂
丝瓜汤

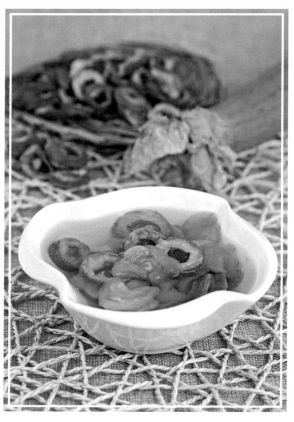

〔出处〕

民间验方。

〔功效〕

清热化痰，消积化滞，消脂瘦身，用于油腻多脂、肥胖。

〔材料〕

丝瓜100克，山楂10克。

〔调料〕

盐适量。

〔做法〕

1 将丝瓜去皮，洗净，切片。

2 锅中先放入山楂，加适量水，煮15分钟，再放入丝瓜片，继续煮5分钟，加盐调味即可。

此汤适合饮食油腻、肥胖多脂、实热积滞者。元气不足、虚寒瘦弱者不宜多吃。

专家箴言

丝瓜可清热化痰，凉血解毒，常用于美容。《医学入门》说它"治男妇一切恶疮，小儿痘疹余毒，并乳疽、疔疮。"丝瓜也有减肥瘦身的作用，《本经逢原》说它"嫩者寒滑，多食泻人"。

山楂可消食健胃，行气散瘀，尤善消肉食积滞，可起到降脂作用，适合肥胖、高血脂、动脉硬化者。《随息居饮食谱》说它"多食耗气，羸弱人或虚病后忌之"。

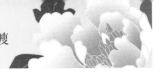

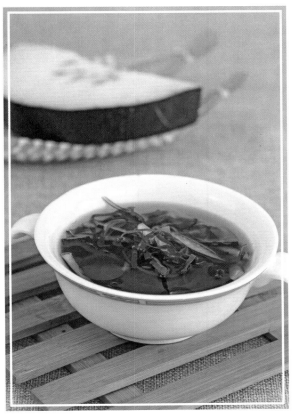

冬瓜皮汤

〔出处〕

民间验方。

〔功效〕

利尿消肿，排毒通便，美容瘦身，用于痰湿及湿热所致水肿、肥胖、疮痈。

〔材料〕

冬瓜皮50克，海带30克，紫菜5克。

〔调料〕

盐、胡椒粉各适量。

〔做法〕

1　将冬瓜皮、海带分别洗净，切丝。

2　锅中先放入冬瓜皮丝、海带丝，加适量水，煮15分钟，再放入紫菜，煮沸后加盐、胡椒粉调味即可。

专家 箴言

　　冬瓜皮味甘，性凉，可利尿消肿，常用于水肿胀满、小便不利。海带、紫菜均有软坚散结、清热利尿、化痰除湿的作用，与冬瓜皮合用，可加强消水肿、清肠毒、通利大小便的功效，并能防治皮肤疮毒痈肿，既排毒又养颜。

　　此汤适合痰饮、湿热内蕴所致肥胖、高血压、高血脂者常食。

　　因营养不良所致虚肿者慎用。

烧冬瓜

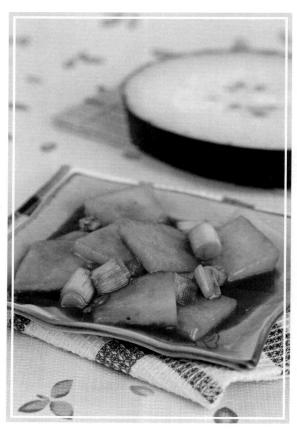

〔出处〕

民间验方。

〔功效〕

消肿利尿，清热解毒，消痈
瘦身，用于肥胖、痈肿。

〔材料〕

冬瓜250克，大葱30克。

〔调料〕

酱油15克，盐、鸡精各适量。

〔做法〕

1 冬瓜去皮、瓤，洗净，切
片；大葱切段。

2 锅中倒入油烧热，下葱段
炒出香味，放入冬瓜片翻
炒至熟，加调料调味即可。

　　虚寒羸弱、久病滑泻、体瘦
津枯者不宜多吃。

专家箴言

　　冬瓜味甘淡，性凉，可利水消痰，清
热解毒，常用于水肿胀满、痈肿、消渴等。
《名医别录》说它"主治小腹水胀，利小
便，止渴"。《食疗本草》中说"欲得体
瘦轻健者，则可常食之；若要肥，则勿食
也"。可见冬瓜的减肥作用。此菜适合肥
胖、水肿、热毒疮痈、烦热口渴者常食，也
是高血压、糖尿病患者的食疗佳品。

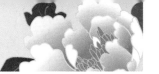

延伸用法：面黑令白膏

〔出处〕

《圣济总录》。

〔功效〕

令黑面变白净、光泽。

〔材料〕

冬瓜700克，黄酒1000毫升。

〔做法〕

1 将冬瓜去皮、瓤，切成块，放入砂锅，加入黄酒煮烂，滤渣，熬成膏，储存备用。

2 每晚取适量涂抹于面部，第二天早上洗净。

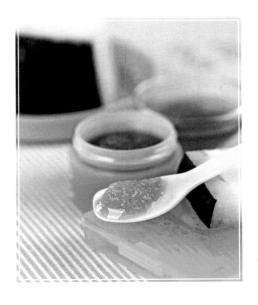

延伸用法：治痱子方

〔出处〕

《备急千金要方》。

〔功效〕

防治暑热痱子，也可用于痈肿疮毒、酒渣鼻。

〔材料〕

冬瓜瓤适量。

〔做法〕

用冬瓜瓤轻轻擦拭痱子、痈肿及鼻部患处。或捣烂、榨汁，涂于患处。

　　《日华子本草》说冬瓜"除烦。治胸膈热，消热毒痈肿；切摩痱子"。《本草纲目》中说："热毒、痱子，用冬瓜切片摩涂。""冬瓜瓤洗面澡身，去䵟，令人悦泽白皙。"《本草衍义》中说"患发背及一切痈疽，削一大块（冬瓜）置疮上，热则易之，分散热毒气"。《备急千金要方》中说："治夏月生痱子：冬瓜切片，捣烂涂之。"

凉拌黑木耳

[出处]

民间验方。

[功效]

排毒通便，轻身减肥，尤宜肥胖兼有便秘、高血脂者。

[材料]

水发木耳 150 克，红椒适量。

[调料]

米醋、生抽、香油各适量。

[做法]

1 水发木耳洗净，焯水，冷却后装盘。

2 红椒洗净，切成丝装盘，放入调料拌匀即可。

此菜适合肥胖兼有皮肤粗糙、便秘、高血脂、糖尿病、冠心病、癌症患者常食。便溏、大便不实者不宜多吃。

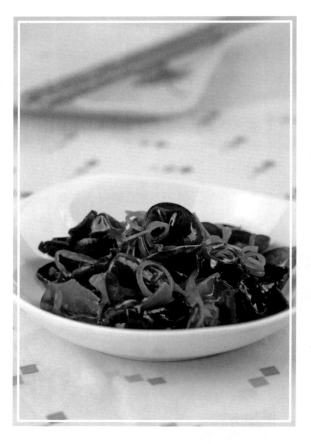

专家箴言

黑木耳可凉血止血，润燥利肠，活血化瘀。《神农本草经》说它"益气不饥，轻身强志"。《食疗本草》说它"利五脏，宣肠胃"。现代研究也证实，黑木耳富含粗纤维和生物活性酶，擅长疏通肠胃积滞，促进肠道内各种毒素排出，有很好的通宿便、降血脂、降血糖、抗肿瘤、抗菌等作用。

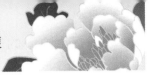

凉拌萝卜

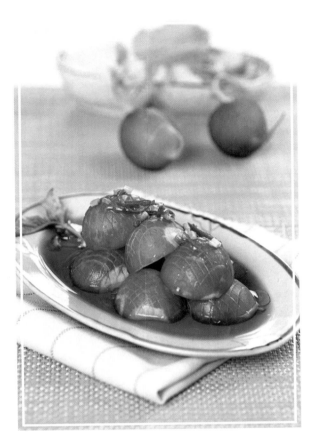

〔出处〕

《食疗本草》。

〔功效〕

理气化滞，轻身排毒，润肤养颜，用于。

〔材料〕

樱桃萝卜200克。

〔调料〕

生抽、米醋、白糖各10克，香葱末、辣椒油和少许。

〔做法〕

1 将樱桃萝卜洗净，对半切开，再切花刀，码盘。

2 把调味料兑成汁，浇在桃萝卜上即可。

萝卜种类较多，功效类似，均可选用。

脾胃虚寒、大便溏薄者不宜多食、生食。

专家箴言

　　萝卜古称莱菔，又被称为"小人参"，有健脾胃、消积滞、化痰热、下气宽中、解毒等功效。《唐本草》中说："散服及炮煮服食，大下气，消谷，去痰癖；生捣汁服，主消渴。"《食疗本草》说它"利五脏，轻身益气"。"消食下气。甚利关节，除五脏中风，练五脏中恶气。服之令人白净肌细"。可见其有减肥和美容的双重功效。

玉米须茶

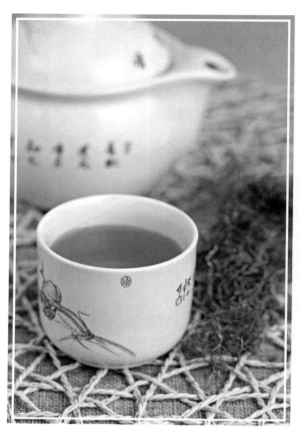

〔出处〕

《经验方》。

〔功效〕

利尿消肿，减肥降压，尤宜湿热所致水肿、肥胖兼有高血压、糖尿病者。

〔材料〕

玉米须10~15克。

〔做法〕

将玉米须放入茶壶中，用开水冲泡，代茶频饮。

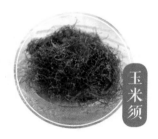

玉米须

平日吃玉米时，可注意收集起玉米须，晒干可用。

专家箴言

玉米须是利尿药，有利尿消肿、清肝利胆、降血压、降血糖、止血等作用，常用于水肿胀满、小便不利。

此茶清热利尿，宽肠下气，适合湿热肥胖者减肥，也适合高血压、水肿、肾炎、糖尿病、肝炎黄疸、结石者饮用。

津液干枯者不宜多饮。

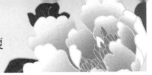

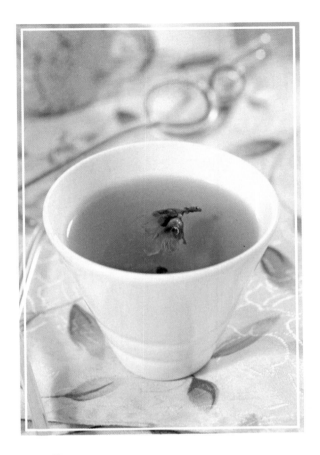

桃花茶

〔出处〕

《备急千金要方》。

〔功效〕

活血化瘀，泻下通便，细腰身，美容颜，用于痰饮或瘀滞所致肥胖、水肿、便秘、色斑。

〔材料〕

干桃花3克。

〔做法〕

将干桃花置于杯中，用开水冲泡，代茶频饮。

专家箴言

桃花可泻下通便，利水消肿，活血化瘀，常用于水肿、痰饮、积滞、二便不利。《神农本草经》说它"令人好颜色"。《备急千金要方》说它"美容颜，细腰身"。《唐本草》说它"主下恶气，消肿满，利大小肠"。《本草纲目》说它"性走泄下降，利大肠甚快，用以治气实人病水饮肿满，积滞、大小便闭塞者，则有功无害"。

桃花活血、泻下作用强，久服"耗人阴血，损元气"，故不宜久服常用，每周1~2次即可。气血虚弱、腹泻便溏者及经期血量多者、孕妇忌用。

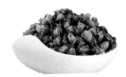

桃花

楂菊银花消脂方

[出处]

民间验方。

[功效]

清热减肥，消脂瘦身，用于内热积滞、肥胖、疮肿、高血压、高血脂。

[材料]

山楂10克，金银花、菊花各3克。

[调料]

将所有材料一起放入锅中，加适量水，煎汁后代茶饮。也可用开水冲泡后代茶饮。

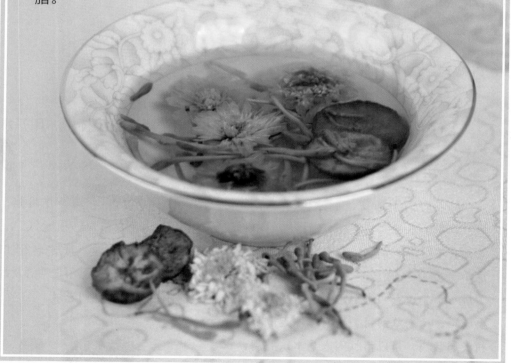

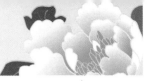

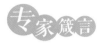

山楂可消食健胃，行气散瘀，常用于肉食积滞、胃脘胀满、泻痢不爽等。《日用本草》说它"化食积，行结气，健胃宽膈，消血痞气块"。《滇南本草》说它"消肉积滞，下气；治吞酸、积块"。《本草纲目》说它"化饮食，消肉积、癥瘕、痰饮痞满吞酸、滞血痛胀"。《本草再新》说它"治脾虚湿热，消食磨积，利大小便"。

现代研究证实，山楂有很好的降血脂作用，可用于肥胖、高血脂、动脉硬化，尤宜因饮食油腻、肉食积滞所致的肥胖者。

《随息居饮食谱》说山楂"多食耗气，损齿，易饥，空腹及羸弱人或虚病后忌之"。

山楂鲜果及干品均可用，鲜品用量可加倍。

菊花可疏风清热、平肝明目、解毒消肿，捣烂外用能除头面疮肿。现代研究也证实，菊花有明确的降压及抗菌作用。

金银花是清热解毒、消除疮肿的良药，其抗菌、抗感染作用很强，内饮外用均有良效。

此茶清热解毒，降压降脂，能改善人体脂代谢，且有净肤美容的功效，适合饮食油腻、湿热毒火内蕴、腹大身重、皮肤有各类疮疖痈肿、皮疹、疥癣者，尤宜肥胖兼有内热积滞、高血压、高血脂者常饮。此茶也可外用于皮肤病，对疮疖肿痛、痈疽疔毒、疥癣、皮疹、痱子、皮肤过敏等均有缓解作用。

脾胃虚寒、大便溏泄者不宜饮用。

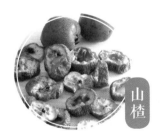
山楂

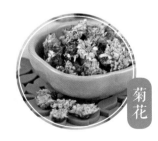
菊花

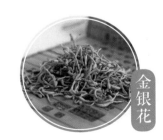
金银花

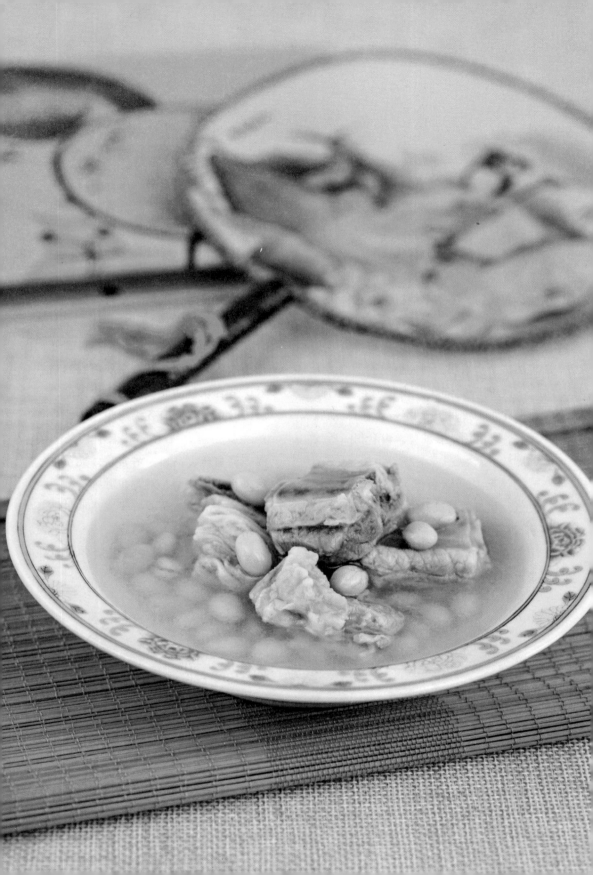

健身美乳，丰盈饱满好身材

用于消瘦干枯、乏力、肌肉不丰满、乳房发育不良。

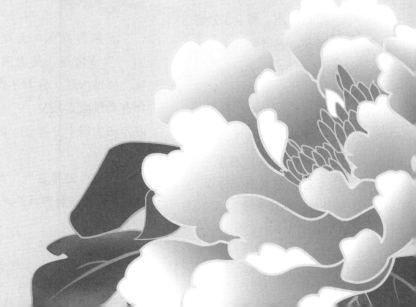

甜浆粥

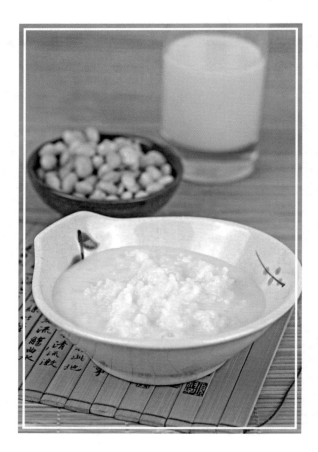

〔出处〕

《本草纲目拾遗》。

〔功效〕

益气补虚，滋阴润燥，用于虚羸体弱。

〔材料〕

豆浆 200 毫升，粳米 100 克。

〔调料〕

白糖适量。

〔做法〕

1 将粳米淘洗干净，倒入锅中，加适量水，煮 20 分钟。

2 倒入豆浆，继续煮 10 分钟，至粥稠即可，吃时加入白糖调味。

《本草纲目拾遗》中说："甜浆粥，补虚羸，腐浆煮粥食。"《随息居饮食谱》说它"清肺补胃，润燥化痰"。

专家箴言

豆浆为黄豆（大豆）制品，可补虚润燥，清肺化痰，是滋阴良药，适合虚劳痰咳、阴虚内燥、营养不良者补益。豆浆中还含有类雌激素成分——异黄酮，对调节女性内分泌失调十分有益，能润肤养颜，健身美体。

此粥可健脾益气，美容健身，适合体虚瘦弱、容颜不润者调养。

栗子鸡汤

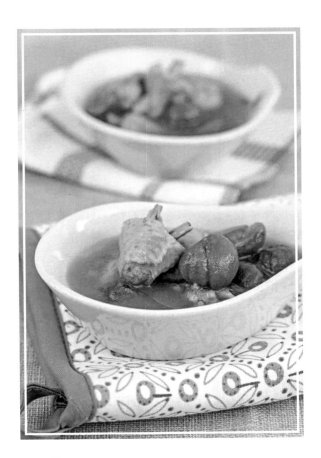

〔出处〕

宫廷秘方。

〔功效〕

补中益气，强筋壮骨，丰满肌肉，用于体弱不健、乏力。

〔材料〕

栗子肉 70 克，鸡 250 克，葱段、姜片各 15 克。

〔调料〕

料酒、酱油各 15 克，白糖、盐各适量。

〔做法〕

1 将鸡剁成块，焯水后洗净。

2 锅中放入鸡块，加适量水，大火烧开，撇去浮沫，倒入料酒、酱油，放入葱段、姜片，改小火煮 1 小时。

3 拣去葱段、姜片，放入栗子肉、白糖、盐，继续煮 20 分钟即可。

专家箴言

　　栗子也叫板栗，有补肾强筋、健脾养胃、止泻、活血的作用。《名医别录》说它"主益气，厚肠胃，补肾气，令人忍饥"。鸡肉温中益气，养血生肌，常用于虚劳羸瘦、食少泄泻等虚弱证。此汤适合瘦弱乏力、肌肉不丰、筋骨不健、大便溏泄者补虚调养，产后乳汁少者也宜食用。

　　栗子多食容易滞气，湿热内郁、积滞胀满者不宜多吃。

丰乳润肤汤

[出处]

《备急千金要方》。

[功效]

健脾益气，丰满肌肉，润泽皮肤，促进发育，用于体虚食少、面黄肌瘦、营养及发育不良。

[材料]

净猪肚250克，芡实20克，黄芪15克，白果肉10克，豆腐皮30克。

[调料]

盐3克，鸡精适量。

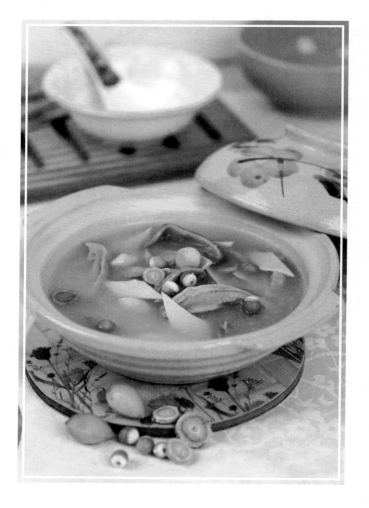

[做法]

1 先将猪肚用粗盐洗净，切条，焯水；豆腐皮泡软，切块。

2 猪肚条、芡实、黄芪、白果肉一起放入砂锅内，加适量水，小火煮1小时。

3 放入豆腐皮块，继续煮至汤汁变成奶白色，加入盐、鸡精调味即可。

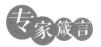

专家箴言

猪肚是猪的胃，为补脾胃之要品，可补虚损，健脾胃，常用于虚劳羸弱、肌瘦气弱、泄泻、下痢、消渴、尿频等。也可用牛肚、羊肚代替。

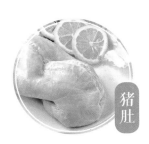
猪肚

芡实也叫鸡头米，可益肾固精，补脾止泻，祛湿止带，常用于脾虚久泻、遗精、带下。《神农本草经》说它"主湿痹腰脊膝痛，补中除暴疾，益精气，强志，令耳目聪明，久食延龄益寿"。

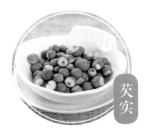
芡实

黄芪是补气圣药，可益气补中，排脓敛疮，固表生肌，常用于气虚乏力、食少便溏、中气下陷、久泻脱肛、血虚痿黄等。气足则血旺，补气虚是充盈气血、强壮体魄、饱满皮肉、增强免疫力的关键。

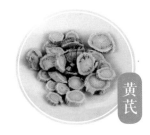
黄芪

白果可敛肺定喘，止带缩尿。《本草纲目》说它"熟食温肺益气，定喘嗽，缩小便，止白浊；生食降痰，消毒杀虫；（捣）涂鼻面手足，去皶疱，皯黯，皴皱及疥癣疳䘌、阴虱"。《本草再新》说它"补气养心，益肾滋阴，止咳除烦，生肌长肉，排脓拔毒，消疮疥疽瘤"。可见，白果有生肌美容作用。

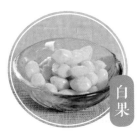
白果

腐皮也叫豆腐衣，是一种豆制品。可清热化痰，养胃，解毒止痒。美容常用于脓疱疮及皮肤瘙痒，有一定美肤作用。

本方将以上5种材料合用，可健脾、补虚、益气、养肤、令肌肉丰满、身体强壮、肌肤白嫩光滑、促进乳房发育，适合少女发育不良、面色萎黄、肤干体瘦、大便溏泄者食用。

肥胖及气滞便秘者不宜多食。

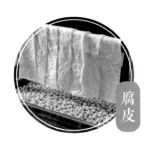
腐皮

花生猪蹄丰乳汤

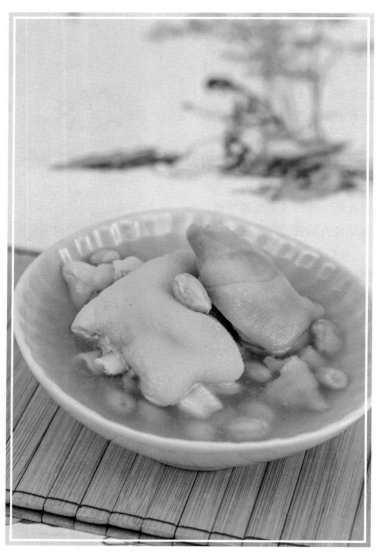

[出处]

《陆川本草》。

[功效]

补益气血,丰胸通乳,生肌健美,养颜润肤,促进发育,用于瘦弱干枯、发育不良、筋骨不健、产后乳少。

[材料]

猪蹄1只(前蹄更好),花生仁50克。

[调料]

料酒20克,葱段、姜片各15克,盐适量。

　　此汤可美容,增肥,催乳,体虚瘦弱的女性尤宜。

[做法]

1 将猪蹄用火烧净毛，刮干净，剁成大块，入沸水锅焯烫后，捞出洗净。

2 锅中放入猪蹄块，加适量水，大火烧开，撇净浮沫，倒入料酒，放入葱段、姜片，改小火煮1小时。

3 拣出葱段、姜片，放入花生仁，撒上盐，继续煮至蹄烂汤白即成。

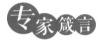

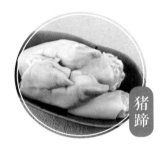

猪蹄

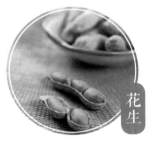

花生

猪蹄可补气血，润肌肤，通乳汁，托疮毒，常用于虚劳羸瘦、产后乳少、面皱少华、痈疽疮毒等。其丰富的脂肪和胶原蛋白是补充肌肉、丰满肌肤、促进发育、延缓衰老的必需物质。

花生可补血润燥，常用于血虚贫血、面色萎黄、皮肤干皱不润、发育不良、形体瘦弱、乳妇奶少。

此汤出自《陆川本草》，原方为"治乳汁少，花生米三两，猪脚一条（用前腿）。共炖服"。用于产后催乳。除此之外，此汤益气血，生肌肉，通乳汁，也适合体形纤细、瘦弱乏力、乳房发育不良、贫血、面色萎黄无光泽、皮肤干枯多皱及有痈疮者食用，是健体增肥的常用方。

猪蹄和花生皆为高油脂食物，体形肥胖多脂、痰湿内阻、气滞胀满、肠滑腹泻者不宜多吃。

充足的蛋白质和脂肪是促进身体发育的必需物质。少女如果为了减肥而断绝此类食物，不仅肌肤毛发失养，乳房、肌肉、骨骼、卵巢发育均会受影响，故建议要适量食用，保证营养。

丰乳
鲤鱼汤

〔出处〕

《本草纲目》。

〔功效〕

健脾养血，益气生肌，祛湿
消肿，用于瘦弱萎黄、乳房
不丰、产后乳少。

〔材料〕

鲤鱼600克，黄芪、枸杞子
各15克。

〔调料〕

料酒、盐各适量。

〔做法〕

1 将鲤鱼处理干净，下油锅
  略煎一下，捞出沥油。

2 锅中放入鲤鱼，加适量水
  烧开，撇去浮沫，倒入料酒，
  放入黄芪和枸杞子，煮至
  汤浓肉烂，加盐调味即可。

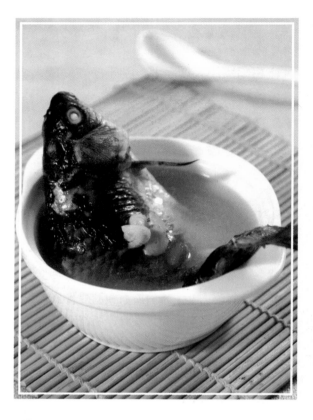

专家箴言

鲤鱼可健脾和胃，利水消肿，下气，
通乳，常用于脾虚食少、水肿胀满、黄疸、
乳汁不通。《本草纲目》说它"煮食，下水
气，利小便……下乳汁，消肿"。《本草
蒙筌》说它"久服不厌其多，强悍且益志
气"。鲤鱼搭配补气虚的黄芪和益精血的枸
杞子，适合体虚瘦弱、乳房发育不良及产后
缺乳者食用。

鲤鱼多食发风动火，风热者不宜多吃。

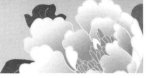

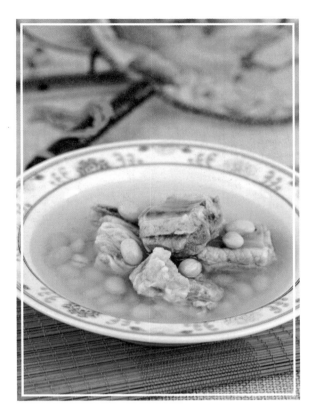

黄豆排骨汤

〔出处〕

民间验方。

〔功效〕

益气养血，用于气血不足、体瘦肤干、营养不良。

〔材料〕

黄豆50克，排骨250克。

〔调料〕

料酒、姜片各15克，盐、鸡精各适量。

〔做法〕

1 将排骨剁成小块，入沸水锅焯水后捞出。

2 锅中放入排骨块，加适量水烧开，撇去浮沫，倒入料酒，放入黄豆和姜片，煮至汤浓肉烂，加盐、鸡精调味即可。

专家箴言

　　黄豆可益气宽中，利大肠，消水胀肿毒。其富含植物蛋白、植物油脂、维生素E等营养成分，且含有植物雌激素成分异黄酮，对调理内分泌、润泽肌肤、促进女性第二性征发育有益。《食疗本草》说它"益气润肌肤"，也常用于催乳。黄豆搭配滋阴润燥、养血补虚的猪肉，可令人体形肥健、丰盈饱满、肌肤润泽。

　　此汤多吃易壅气、生痰，故体形肥胖、腹胀气滞、湿热痰火内蕴者不宜。

山药豆浆炖羊肉

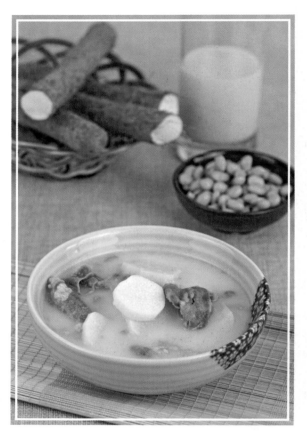

〔出处〕

民间验方。

〔功效〕

健脾胃，丰乳房，养肌肤，强筋骨，用于发育不良。

〔材料〕

山药、羊肉各 150 克，豆浆 500 毫升，葱段、姜片各适量。

〔调料〕

料酒、盐各适量。

〔做法〕

1 将羊肉洗净，切大片，焯水；山药去皮，切块。

2 锅中放入羊肉，加适量水烧开，撇去浮沫，倒入料酒，放入山药、葱段和姜片，煮 30 分钟，拣去葱、姜，倒入豆浆，继续煮至汤浓肉烂，加盐调味即可。

专家箴言

山药可补脾养胃，生津益肺，补肾涩精，常用于脾虚食少、泄泻、喘咳。羊肉益气补虚，温中暖下，常用于形体瘦弱、腰膝酸软、虚寒腹痛。豆浆补虚润燥，清肺化痰，常用于虚劳痰咳、阴虚内燥。

此汤补益气血，生肌润肤，强健体魄，适合虚劳羸瘦、体弱乏力、泄泻便溏、发育不良、未老先衰者食用。便秘者不宜多食。

对虾丰乳健美方

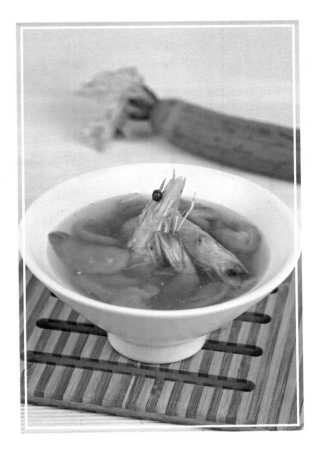

〔出处〕

民间验方。

〔功效〕

美容养颜，强身壮骨，丰胸美乳，用于筋骨乏力、乳房发育不良、产后乳少。

〔材料〕

对虾、丝瓜各150克。

〔调料〕

料酒、姜片、盐各适量。

〔做法〕

1 对虾挑去虾线，洗净；丝瓜去皮，洗净，切片。

2 锅中倒入油烧热，下姜片炝锅，放入对虾炒至变色，倒入料酒略炒，加适量水煮沸，放入丝瓜，煮5分钟，加盐调味即可。

专家箴言

　　虾可补肾壮阳，通乳，补钙壮骨，是强壮补精药，常用于肾虚阳痿、产后缺乳、腿脚酸软等。丝瓜可解热凉血、通经、下乳汁、利肠胃，常用于治痰火及痈疮。丝瓜与虾同食，适合瘦弱乏力、发育不良、腿脚痿软、容颜早衰、产后乳汁不下者食用。

　　虾为发物，凡患有疥疮、风疹、瘙痒等症患者慎食。

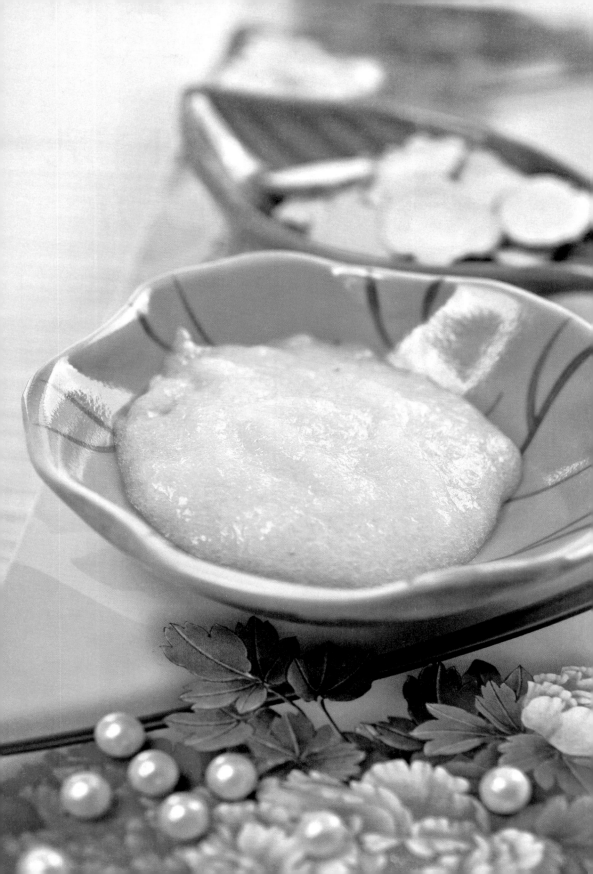

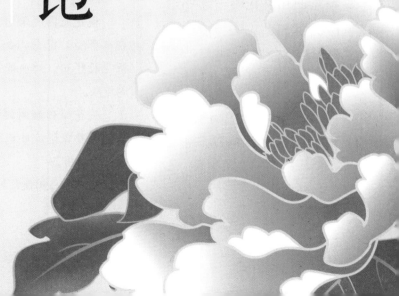

玖

自制护肤品，
让皮肤直接吃饱饱

用于日常皮肤保养，如净肤、保湿、润肤、除皱、消斑。

太平公主美容方

〔出处〕

《圣济总录》。

〔功效〕

润肤，增白，红润肤色，用于肌肤干枯、面色不佳。

〔材料〕

干桃花5克，鸡血10克。

〔做法〕

1 将干桃花研磨成很细的桃花粉末。

2 将鸡血和桃花粉一起捣烂成稀糊。

3 洗脸后，涂擦于面部。

据说，武则天最宠爱的女儿太平公主常用此美容秘方，它能使肌肤洁白如雪，光滑柔润，故此得名。

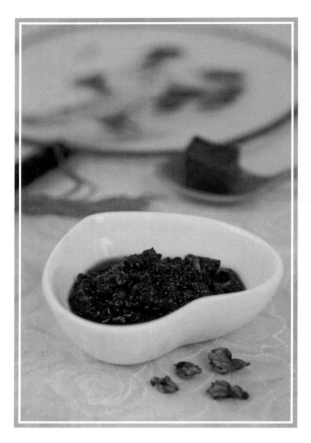

专家箴言

桃花是内服外用皆宜的美容材料。《神农本草经》说它"令人好颜色"，让人面如桃花般红润。鸡血能治各种皮肤病，并可营养皮肤。

桃花与鸡血调匀外用，可供给皮肤充足营养，并促进皮肤新陈代谢，从而起到美容益色的作用。

鸡血以乌鸡血最好，疗效更显著。

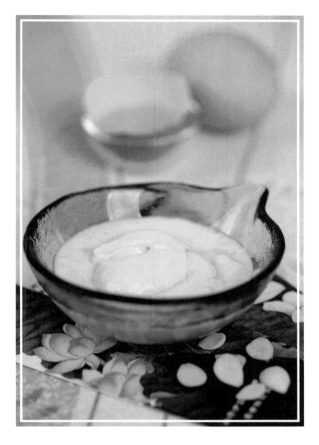

太真红玉膏

〔出处〕

《闺阁事宜》。

〔功效〕

美白润肤，用于肌肤粗糙、暗黑、皱纹、色斑。

〔材料〕

杏仁粉15克，面粉30克，鸡蛋清20克。

〔做法〕

1　杏仁粉、面粉调入鸡蛋清，搅拌成糊。

2　洗脸后敷在脸上，15分钟后洗去。

此方据传是唐代杨贵妃所用的美容秘方，使用后颜面红润悦泽、娇美异常，故以"太真"命名。此方流传久远，有口皆碑，效果不凡，后世多有记载，是传统驻颜方。

专家箴言

　　杏仁是美白祛斑、润泽肌肤的良药；面粉可清洁、白嫩肌肤；鸡蛋清有收敛毛孔、紧致肌肤、淡化皱纹的功效。

　　原方是取杏仁，用水浸泡，去皮后研为细末，与轻粉、滑石粉各等量混匀，蒸后加入少许冰片（又名龙脑）、麝香，用鸡蛋清调为膏状，每日洗面后敷之。本书为了方便，简化了做法，只用杏仁和蛋清，并用面粉代替有大毒的轻粉，效果也很好。

七白膏

［出处］

《太平圣惠方》《御药院方》。

［功效］

祛除黑斑，润肤防皱，用于肤色黧黑、多黑斑。

［材料］

白芷、白蔹、白术各30克，白及15克，细辛、白附子、白茯苓各9克，鸡蛋清30克。

［做法］

1 将上述材料各研成细末后混匀。

2 每次取10克，用鸡蛋清调匀成糊状。

3 晚上睡前洗脸后，将本品涂在脸上，15分钟后除去。

专家箴言

白蔹可清热散结，对面部疱疮、粉刺、酒渣鼻等有防治作用。白术可益气化湿，善于消退面部黑斑。白及能治疗"面上肝疱，令人肌滑"，为古人常用的美容护肤品。白芷是古人制作面脂的要药，能"长肌肤，润泽颜面，可作面脂"。

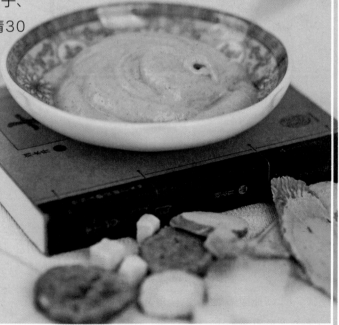

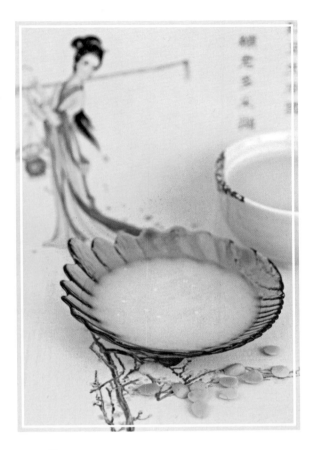

桃仁洗面方

〔出处〕

《千金翼方》。

〔功效〕

润肤，活肤，改善气色，用于皮肤皱纹、色斑。

〔材料〕

桃仁粉5克，粳米50克。

〔做法〕

1 将粳米煮成粥，静置晾凉，取上层浆汤。

2 粳米浆汤与桃仁粉搅拌成稀糊。

3 每天用此糊洗脸。

专家箴言

桃仁富含植物油脂、维生素E，且有活血祛瘀的作用，是古代常用的美容药物。唐代著名医药学家孟诜说："每夜嚼一枚，和蜜，涂手、面良。"米浆营养润肤，也是传统的美容佳品。

常用此方洗脸，可使肌肤光润、细嫩、皱纹减少、色斑变淡。桃仁也可用杏仁代替，功效类似。

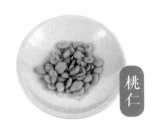

桃仁

醋蛋
祛斑液

〔出处〕

《普济方》。

〔功效〕

嫩肤，消斑，用于雀斑、黄褐斑、老人斑等色斑及皮肤粗糙、手足皲裂。

〔材料〕

鸡蛋1个，醋150毫升。

〔做法〕

1 将鸡蛋浸入醋中，1个月后鸡蛋外壳只剩一层透明薄皮时即成。

2 每晚用棉签沾醋液，涂擦于色斑患处，可淡化色斑。擦手足皲裂处，可软化硬皮，修复保护肌肤。

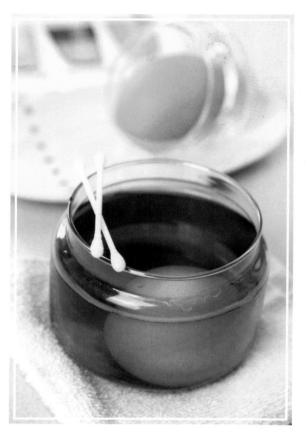

专家箴言

醋外用可软化皮肤角质，清洁毛孔，净化肌肤，消毒杀菌，去除油腻污垢，消除色斑。鸡蛋可营养皮肤细胞，增加胶原蛋白，提高皮肤弹性，提亮肤色，改善肤质。

常用此方涂面，能淡化色斑，营养和柔嫩肌肤。用来涂手足、小腿等处皮肤，可以缓解干燥粗糙，防治皮肤皲裂、掉屑。

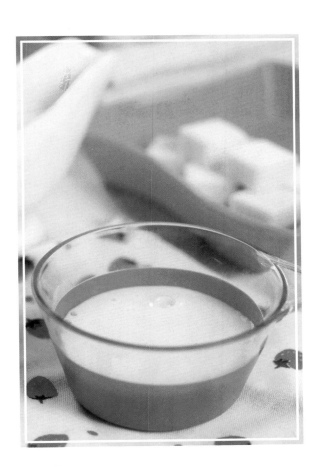

白糖去皱膏

[出处]

《备急千金要方》。

[功效]

除皱纹，润肌肤，消黑斑，增白美颜，用于肌肤失养干皱、容颜早衰。

[材料]

白糖15克，牛奶50毫升，蜂蜜15克。

[做法]

1 将白糖、牛奶、蜂蜜调成糊状。

2 每日早晨、晚上洗脸后，将此膏均匀涂抹于面部，静置15分钟后用清水洗去即可。

专家箴言

此方能营养肌肤，锁水保湿，润燥养颜，抗皱增白。白糖直接给皮肤细胞补充糖分，令皮肤滋润饱满。牛奶可补充蛋白质和水分，并能润肤增白。蜂蜜富含糖、蜂胶和维生素等营养物质，外用可润肤抗皱、解毒消炎，还可用于皮肤烫伤、冻伤、晒伤、过敏等，是天然护肤品。

皮肤有痈疮、脓肿、癣疹时不宜外用。

白果
消斑方

〔出处〕

《本草纲目》。

〔功效〕

抗皱消斑，用于面部黑褐斑点、皱纹、疮癣、酒渣鼻。

〔材料〕

鲜白果（去外壳）10克。

〔做法〕

1 将鲜白果去壳，捣烂，取果浆。

2 以此浆涂抹于面部或擦涂有斑点、皱纹处，每日3次。

白果生食有毒，煮熟后食用也不可过量。但外用无妨，可放心使用。

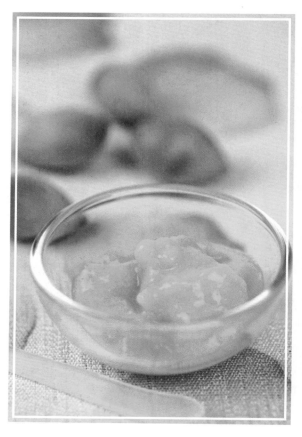

专家箴言

白果也叫银杏。《本草再新》说它"生肌长肉，排脓拔毒，消疮疥疽瘤"。明代李时珍说它"有小毒，能杀虫，捣涂于鼻面手足，可去渣疱"。《秘传经验方》说它"治头面癣疱，生白果仁切断，频擦取效"。《医林集要》说它"治鼻面酒皶，银杏、酒醇糟。同嚼烂，夜涂旦洗"。久用则见其美肤功效。

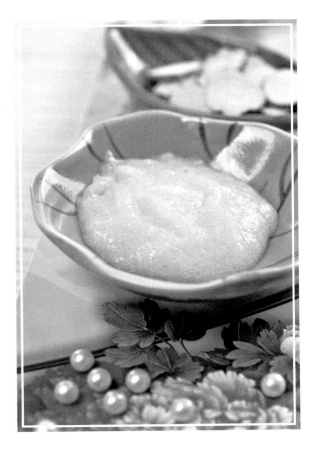

珍珠美容膏

[出处]

《本草纲目》。

[功效]

美白祛斑，用于皮肤暗淡无华、多斑、粗糙。

[材料]

珍珠粉5克，鸡蛋清（或白蜜）30克。

[做法]

1 将珍珠粉调入鸡蛋清（或白蜜），搅打成泡沫糊状。

2 早晚洗脸后，将其涂抹在脸上，15分钟后洗净。

专家箴言

珍珠粉涂面可使肌肤细腻洁白，如珍珠般莹润无瑕、光滑透亮。《开宝本草》说它"涂面，令人润泽好颜色，涂手足，去皮肤逆胪（即皮肤粗糙起倒刺）"。据清代文献记载，慈禧太后是珍珠粉的忠实粉丝，除了外涂养颜，每10天还要内服5克珍珠粉，可见珍珠粉美容的重要作用。珍珠粉应选择美容专用的，以纯净的海水珍珠为最佳。

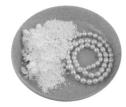

珍珠粉

图书在版编目（CIP）数据

古方中的养颜家常菜 / 余瀛鳌，陈思燕编著 . —北京：
中国中医药出版社，2020.9
（简易古食方护佑全家人丛书）
ISBN 978 – 7 – 5132 – 6252 – 1

Ⅰ . ①古… Ⅱ . ①余… ②陈… Ⅲ . ①美容－食物疗法－菜谱
Ⅳ . ① R247.1 ② TS972.161

中国版本图书馆 CIP 数据核字（2020）第 095487 号

中国中医药出版社出版

北京经济技术开发区科创十三街 31 号院二区 8 号楼
邮政编码　　100176
传真　　010-64405750
河北新华第二印刷有限责任公司印刷
各地新华书店经销

开本 710×1000　1/16　印张 13　字数 140 千字
2020 年 9 月第 1 版　2020 年 9 月第 1 次印刷
书号　ISBN 978 – 7 – 5132 – 6252 – 1

定价　59.00 元
网址　www.cptcm.com

社长热线　010–64405720
购书热线　010–89535836
维权打假　010–64405753

微信服务号　zgzyycbs
微商城网址　https：//kdt.im/LIdUGr
官方微博　http：//e.weibo.com/cptcm
天猫旗舰店网址　https：//zgzyycbs.tmall.com

如有印装质量问题请与本社出版部联系（010-64405510）